Docteur Albert Calmette
(1863-1933)

Médecine à travers les siècles
Collection dirigée par le Docteur Xavier Riaud

L'objectif de cette collection est de constituer « une histoire grand public » de la médecine ainsi que de ses acteurs plus ou moins connus, de l'Antiquité à nos jours.
Si elle se veut un hommage à ceux qui ont contribué au progrès de l'humanité, elle ne néglige pas pour autant les zones d'ombre ou les dérives de la science médicale.
C'est en ce sens que – conformément à ce que devrait être l'enseignement de l'histoire –, elle ambitionne une « vision globale » et non partielle ou partiale comme cela est trop souvent le cas.

Dernières parutions

Xavier RIAUD (dir.), *Médecine à travers les siècles. Entre rencontres et découverte*, 2015.
Xavier RIAUD, *Et si la Seconde Guerre mondiale nous était racontée autrement...*, 2015.
Mathieu RAYSSAC, *Les médecins de l'assistance médicale en Indochine (1905-1939)*, 2015.
Thomas FERRANTE, *Petit lexique bucco-dentaire de proverbes et autres expressions*, 2015.
Jean-Claude PONS, *Jumeaux et jumelles. Représentations dans l'art et les sciences de l'Europe moderne (1492-1789)*, 2015.
Michel A. GERMAIN, *Musiciens célèbres malades. Pourrait-on les sauver aujourd'hui ?*, 2015.
Isabelle CAVÉ, *Les médecins-législateurs et le mouvement hygiéniste sous la Troisième République (1870-1914)*, 2015.
Jean-Pierre MARTIN, *Ocularistes et yeux artificiels. De l'Antiquité au XXe siècle*, 2015.
Hubert BIESER, *Les soldats aliénés à l'asile de Ville-Evrard. Mars 1915 - décembre 1918*, 2014.
Henri LAMENDIN, *François-Joseph Talma (1763-1826), dentiste et acteur favori de Napoléon Ier*, 2014.
Elsa COMBES FRUITET, *Caractéristiques dento-crânio-faciales des Homininés*, 2014.
Vincent BOUTON, *De nez à nez. Histoire du nez*, 2014.
Xavier RIAUD & Philippe BROUSSEAU, *Odontologie médico-légale et serial killers. La dent qui en savait trop*, 2014.
Serge KERNBAUM, *Alastrim. L'homme et la variole*, 2014.
André Julien FABRE, *Les médecins de Venise*, 2014.

Henri Lamendin

Docteur Albert Calmette (1863-1933)

Pasteurien et co-inventeur du BCG

Préface du docteur Xavier Riaud

L'Harmattan

Du même auteur

Anecdodontes, Lab. Aventis, Paris, 2004.

Petites histoires de l'art dentaire d'hier et d'aujourd'hui (Anecdodontes), L'Harmattan, Paris, 2006.

Dictons, propos, slogans bucco-dentaires d'hier et d'aujourd'hui, Musée dentaire de Lyon (Faculté d'odontologie), Lyon, 2006 (avec collaborateurs).

Praticiens de l'art dentaire du XIVe au XXe siècle (Recueil d'anecdodontes), L'Harmattan, Paris, 2006.

Soignez votre bouche par les plantes. Remèdes d'hier et d'aujourd'hui, L'Harmattan, Paris, 2007.

De l'art dentaire à d'autres arts. Anecdodontes biographiques, L'Harmattan, Paris, 2007.

Précurseurs de la phytothérapie bucco-dentaire occidentale, L'Harmattan, Paris, 2008.

Historique de l'odonto-stomatologie du sport en France. Principaux acquis techniques et scientifiques, L'Harmattan, Paris, 2009.

Investigations et expérimentations en odontologie. 40 années d'expériences, L'Harmattan, Paris, 2009.

Carl von Linné, L'Harmattan, Paris, 2012.

Thomas W. Evans, L'Harmattan, Paris, 2012.

Lazarro Spallanzani (biologiste), L'Harmattan, Paris, 2013.

Les de Jussieu, une famille de botanistes aux XVIIIe et XIXe siècles, L'Harmattan, Paris, 2013.

François Joseph Talma, dentiste et comédien favori de Napoléon Ier, L'Harmattan, Paris, 2014.

5-7, rue de l'Ecole-Polytechnique, 75005 Paris

http://www.harmattan.fr
diffusion.harmattan@wanadoo.fr

ISBN : 978-2-343-08219-6
EAN : 9782343082196

Préface

Récemment, une universitaire a écrit à L'Harmattan pour critiquer sévèrement un ouvrage du Dr Lamendin. Il est évident que ce n'est pas forcément bon de faire état de ce triste épisode. Pourtant, il m'a semblé nécessaire de rappeler, à travers lui, quelques fondamentaux primordiaux régissant la collection que je dirige depuis 2006 et qui est aujourd'hui la numéro 1 en France, en histoire de la médecine.

Pourquoi cette dame a-t-elle écrit à notre éditeur ? Elle protestait en effet, car elle estimait que le livre d'Henri Lamendin n'apportait rien de plus sur le sujet étudié que ce qui avait été fait auparavant et que son approche en était trop vulgarisée.

J'avoue que j'ai été très surpris par ce courrier. Pourtant, il me semble que le texte de présentation de la collection est assez explicite et qu'il figure dans chacun des ouvrages qui paraissent dans ma collection en guise de présentation. Je peux vous assurer qu'il a été pensé dans un esprit de précision extrêmement méticuleux. Quel est-il ?

« L'objectif de cette collection est de constituer "une histoire grand public" de la médecine ainsi que de ses acteurs plus ou moins connus, de l'Antiquité à nos jours. Si elle se veut un hommage à ceux qui ont contribué au progrès de l'humanité, elle ne néglige pas pour autant les zones d'ombre ou les dérives de la science médicale. C'est en ce sens que - conformément à ce que devrait être l'enseignement de l'histoire -, elle ambitionne une "vision globale" et non partielle ou partiale comme cela est trop souvent le cas. »

« Une histoire grand public », *« un hommage à ceux qui ont contribué au progrès de l'humanité »*, *« une vision globale »*, doit-on en dire davantage ? Il me semble à moi que tout est dit dans ce bref intitulé.

Si l'ambition de la collection est de permettre de publier des ouvrages pointus, dont la dimension universitaire est indiscutable, si des thèses et autres mémoires ne dépareillent en aucun cas dedans, il est évident que des recueils de vulgarisation, d'information ou de compilation peuvent également y figurer… et y apparaître tout aussi brillamment.
Les travaux de notre ami Henri Lamendin entrent, à ce titre, parfaitement dans cette dernière catégorie. Et on ne saurait l'en blâmer…

Toutefois, on trouvera toujours des gens pour critiquer ce genre d'initiative. Des personnes qui veulent tellement être méthodiques, soucieuses du plus petit détail, qu'elles n'en publient jamais rien et s'illustrent bien souvent plus par leurs leçons de morale que par la qualité de leurs écrits qu'on peut compter sur les doigts d'une main.

L'histoire de la médecine ne fait pas gagner d'argent et, donc, suscite un vrai désintérêt pour les jeunes générations, car elle n'est d'aucune utilité dans les cabinets médicaux. Du moins, est-ce ainsi que les jeunes praticiens raisonnent-ils, parce que des universitaires "bienveillants" et très souvent incultes leur ont enseigné ce type de valeurs.
Aussi, quand un dentiste, comme Henri Lamendin, entreprend de raviver le souvenir de scientifiques *« oubliés »* en rédigeant des manuscrits *« pédagogiques »* à des fins *« d'informations »*, sans autre ambition que de rendre un hommage dénué d'exhaustivité, comme il se plaît à le dire à chaque publication, pourquoi, dès lors, n'encouragerais-je pas son projet et sa démarche ? Ne serait-ce pas manquer à mes fonctions éditoriales ? Honnêtement, j'en suis intimement convaincu. A mon sens, il n'est pas de démarche littéraire historico-médicale qui ne mérite d'être encouragée, qu'elle soit d'une précision redoutable ou bien accessible au tout public, au tout venant oserais-je dire. C'est ainsi que j'ai défendu le travail de notre ami et d'autres auteurs éventuels, ce que la direction éditoriale a parfaitement compris et approuvé. C'est ainsi que j'ai accueilli le présent opus du Dr Lamendin sur un pasteurien, Albert Calmette, scientifique extraordinaire qui mérite qu'on s'arrête

un peu sur son œuvre et son aventure. Et Henri Lamendin a eu le grand mérite de s'y attarder…

Dr Xavier Riaud

Docteur en chirurgie dentaire

Docteur en épistémologie, histoire des sciences et des techniques

Lauréat et membre associé national de l'Académie nationale de chirurgie dentaire

Membre libre de l'Académie nationale de chirurgie

Avant-propos

J'ai connu très tôt l'Institut Pasteur de Lille, créé en 1899, car, avant la guerre, nous habitions en famille dans cette ville, que nous avons quittée après l'attaque allemande du 10 mai 1940. J'avais alors 12 ans.
Après le conflit, nous sommes revenus à Lille, pour très peu de temps, mais suffisamment pour y obtenir le certificat de Physique-Chimie-Biologie de la Faculté des sciences, fondée en 1854. C'est à ce moment-là que j'ai découvert Calmette.
J'ai rédigé ce recueil dans un souci de simplicité, mais aussi avec une arrière-pensée pédagogique. Jusqu'à présent, on a écrit l'histoire de Calmette, de façon plutôt traditionnelle, en suivant surtout l'ordre chronologique des faits. Négligeant cette notion, j'ai voulu mettre en évidence certains des principaux thèmes qui ont marqué son existence. Ils sont énumérés, délibérément, sans aucune idée de classification quelconque, afin de le mieux faire connaître, mais en aucun cas en prétendant raconter son histoire, en tenant compte de ses convictions, de ses opinions, de ses comportements en fonction des circonstances ou de ses rapports avec d'autres... Je les ai illustrés par des extraits tirés de Calmette, lui-même, et de plusieurs auteurs, volontairement très divers et pas forcément les plus connus, témoignant chacun de leur point de vue, ce qui ne manque pas d'être très instructif, et démontre, s'il en est besoin, comment s'écrit l'histoire, même de façon populaire, l'anecdotique enrichissant souvent la grande.
Des choix ont été faits, afin de demeurer dans des brèves qui peuvent être lues dans l'ordre ou le désordre. S'il existe quelques à-côtés, il y a également quelques raccourcis et des répétitions malheureusement inévitables.
Les auteurs se complètent, mais, parfois, les redites possibles ne font que confirmer l'idée de départ. J'ai tenu malgré tout à rapporter ces récits fidèlement.

Puisque ce recueil est didactique, afin que le lecteur puisse se faire une opinion sur Calmette, à partir des travaux qui ont été publiés sur lui, il m'a fallu faire des citations de ceux-ci, parfois longues, mais indispensables.
« Dans les pionniers qui permirent aux populations de l'Asie et de l'Afrique françaises de vivre dans des conditions sanitaires bien différentes de celles qu'elles avaient connues, il est trois noms qui dominent en Extrême-Orient : Calmette, Yersin et Noël Bernard » a écrit, en son temps, Pasteur Vallery-Radot, de l'Académie française.

H. L.

Calmette et son origine ...

Dès l'âge de 13 ans, Albert Calmette a fait choix de sa carrière[1]. Il veut être marin. « *En 1876,* écrit-il, *mon père venant d'être nommé secrétaire général de la préfecture de Saint-Brieuc, j'entrais comme interne au lycée de Brest, en préparatoire à l'École navale.* » Une orientation aussi imprévue n'est déterminée, ni par son ascendance, ni par ses relations familiales, ni par l'influence du milieu provincial du Centre de la France où jusqu'alors il a grandi.

« *Originaire de la Haute-Auvergne (Cantal),* rapporte son père dans les souvenirs autographes qu'il a laissés aux siens, *ma famille a eu pour berceau le village de Moulinges, commune de Paulhenc, situé au fond de la pittoresque vallée qu'arrose le Brezons, à l'extrémité du canton de Pierrefort, sur les limites du Rouergue (Aveyron)... Mon bisaïeul (1700-1780) y possédait d'importantes propriétés. Après trois générations qui y avaient fait souche, c'est, de 1836 à 1843, au collège de Saint-Flour (Cantal), que j'ai fait toutes mes classes y compris la philosophie* ». C'est encore en Auvergne, à Clermont-Ferrand « *où je venais d'arriver au secrétariat général du Puy-de-Dôme que, de 1873 à 1876, ont pu se poursuivre dans les meilleures conditions les études de mes deux plus jeunes fils, Gaston et Albert... Le troisième et dernier, Léon-Charles-Albert est né le 12 juillet 1863, vers 3 heures de l'après-midi, au bruit des coups de canon tirés en réjouissance de la prise de Mexico, à Nice où j'étais alors chef de cabinet du préfet.* »

Il n'a pas deux ans lorsqu'il perd sa mère. Elle est née Adèle-Reine Charpentier d'une famille champenoise de négociants qui ont un grand commerce de bois à Épernay[2].

---

[1] Noël Bernard, *La vie et l'œuvre d'Albert Calmette (1863-1933)*, Albin Michel (éd.), Paris, 1961.

[2] Noël Bernard, *La vie et l'œuvre d'Albert Calmette (1863-1933)*, Albin Michel (éd.), Paris, 1961.

« *En 1866,* écrit Albert Calmette dans les notes qu'il a laissées sur sa vie à ses fils et à ses petits-enfants, *mon père se remaria avec Mlle Marie Quiney qui m'adopta et fut pour moi une véritable mère. C'est elle qui m'a élevé. J'étais de complexion très délicate : elle m'a entouré de soins, m'a appris à lire et à écrire. Sa bonté et son dévouement étaient sans borne. Elle s'est appliquée à former mon intelligence et si j'ai trouvé mon bonheur dans la vie en essayant de faire du bien autour de moi, c'est à elle que j'en suis redevable.* »

Hommage à sa bienfaitrice d'autant plus émouvant qu'il le rend après avoir atteint sa soixante-neuvième année, en 1932, un an avant sa mort. Jusqu'à l'âge de 10 ans, à son entrée comme externe au collège de Clermont-Ferrand, il n'a, en effet, pas d'autre maître que sa mère adoptive au cours des étapes de la carrière préfectorale de son père à Nice, à Bordeaux en 1869, à Guéret (Creuse) en 1870, à Mauriac (Cantal) enfin de 1870 à 1873.

La tendre sollicitude qui entoure son enfance si fragile est bien faite pour développer cette délicatesse de sentiments, cette exquise prévenance, ce besoin d'affection qui, sa vie durant, ont exercé autour de lui une action si bienfaisante, donné tant de charme à ses relations. Par contre, elle n'est pas de nature à le préparer aux longues séparations et à l'isolement d'une existence aventureuse. Il ressent vivement la répercussion d'un événement extérieur dans sa vie si étroitement familiale. « *A Mauriac, où mon père fut envoyé comme sous-préfet, nous restâmes pendant la guerre de 1870. J'avais alors 7 ans. Mes heures de récréation se passaient à faire de la charpie pour les blessés, en compagnie de quelques petits camarades, sous les regards anxieux de ma mère et de sa sœur dont le mari était capitaine dans un régiment de l'armée de Bourbaki.* » « *Survint,* dit son père, *dans la nuit du 4 au 5 septembre 1870, la terrible nouvelle de la catastrophe de Sedan. À chaque heure du jour et de la nuit pendant les cinq mois que dura l'agonie de notre pauvre France les télégrammes se succédaient à l'hôtel de la sous-préfecture, de jour en jour, plus alarmants. Je devais les faire afficher sans retard pour donner satisfaction à la foule qui s'ameutait. Quel affreux souvenir!* »

Et quelle pression devait-il exercer sur l'orientation de la carrière de ses fils! L'aîné, Emile, étudiant en médecine, entre au Val-de-Grâce. Il atteint, en fin de carrière, le plus haut grade de la médecine militaire. Cinq ans plus tard, le cadet, Gaston, sera candidat à l'Ecole de Saint-Cyr. Son goût des Lettres le détourne bientôt vers un autre moyen de défense des intérêts nationaux, le journalisme, qui le portera à la direction du *Figaro.*

Le plus jeune, Albert, dont la santé s'est enfin affermie, entre, en cette même année 1876, en préparatoire à l'Ecole navale au lycée de Brest[3]. La lecture a été, comme il l'a dit, la principale distraction de son enfance. Dans ce milieu familial, informé des entreprises, au-delà des mers, du régime impérial, les romans d'aventures, les récits des marins et des explorateurs, en lui révélant l'attrait des expéditions lointaines, ont créé l'atmosphère propre à orienter sa vocation.

Le Second Empire, en effet, a pris une part active au développement dans le monde de l'expansion européenne qui s'affirme de 1848 à 1870. Il veille à ce que tous les Français s'intéressent à cette action nationale, incomprise du plus grand nombre. Les journaux en parlent. Les publications spécialisées se multiplient. A partir de 1860, *le tour du monde* connaît une rapide extension.

Au retour de leurs voyages, les marins et les explorateurs sont reçus avec éclat par la Société de géographie. C'est en 1863 que Jules Verne publie, dans le *Magazine d'éducation et de récréation* d'Hetzel, *Cinq semaines en ballon, Voyage de découverte,* le premier ouvrage d'une œuvre qui comprend déjà quinze volumes en 1876 et qui dépassera la trentaine. Ce genre nouveau, le roman géographique et scientifique, roman d'aventures extraordinaires sur mer, dans toutes les parties du monde, dans l'air, dans les profondeurs de la Terre, enchante la jeunesse. Il contribue à faire naître le goût de l'exotisme, la curiosité pour le lent effort de découverte et de pénétration de ces pays lointains, figurés par de vastes taches blanches sur les cartes du globe, et le désir d'y participer. Les récits des marins et des explorateurs donnent aux fictions du romancier une existence effective. Ce qu'elle comporte de souffrances physiques, de périls encourus, d'obscurs sacrifices, se retrouve

---

[3] Noël Bernard, *La vie et l'œuvre d'Albert Calmette (1863-1933)*, Albin Michel (éd.), Paris, 1961.

dans le livre de David Livingstone, *L'exploration dans l'intérieur de l'Afrique Australe de 1840 à 1856,* paru aux éditions Hachette en 1859, qui en offre une poignante expression[4].

Chasseloup-Laubat, ministre de la Marine de 1852 à 1867, animateur de l'expansion de la France d'outre-mer, en formule l'idéal en ces termes, il y aura cent ans en 1960 : *« Il ne s'agit pas de fonder une colonie telle que nos pères l'entendaient avec des colons d'Europe, des institutions, des réglementations, des privilèges, non. C'est un véritable Empire qu'il faut créer, une sorte de souveraineté avec un commerce libre, accessible à tous, et aussi un établissement formidable d'où notre civilisation chrétienne rayonnera sur les contrées où tant de mœurs cruelles existent encore. »* Il aurait dit, de nos jours, dans la même pensée généreuse, *mutatis mutandis, « une sorte de communauté fraternelle... où rayonnent notre civilisation occidentale et notre culture ».*

Un senatus-consulte du 3 mai 1854 a confirmé l'abolition de l'esclavage, abolition dont Victor Schœlcher a été l'apôtre et que la Seconde République a proclamée en 1848. Dès ce moment, nos anciennes colonies des Antilles sont devenues des provinces françaises. Sur la côte occidentale d'Afrique, au Sénégal, Faidherbe poursuit son action constructive. Des comptoirs se fondent au Dahomey et au Gabon. Sur la côte orientale, les travaux du canal de Suez, amorcés dès 1854, déterminent l'achat, au sultan local, du territoire d'Obok, sur la côte des Somalis, face à Aden et à Perim occupés par les Anglais à l'entrée de la mer Rouge. Dans l'océan Pacifique, l'amiral Febvrier Despointes prend possession de la Nouvelle-Calédonie (1853) à laquelle se joint, en 1864, le groupe des îles Loyalty. Les résultats acquis par l'amiral Rigault de Genouilly se stabilisent en Cochinchine, où les amiraux Bonnard et de La Grandière instituent, de 1863 à 1868, le gouvernement dit des amiraux. Le capitaine de frégate Doudart de Lagrée libère le

[4] Noël Bernard, *La vie et l'œuvre d'Albert Calmette (1863-1933)*, Albin Michel (éd.), Paris, 1961.

Cambodge de sa vassalité vis-à-vis du Siam et ouvre la voie au protectorat de la France[5].

Deux grandes figures, Francis Garnier et Ferdinand de Lesseps, si différents par leur culture, semblables par l'audace de leurs initiatives, l'ampleur de leurs entreprises et la ténacité de leurs efforts, font comprendre à l'opinion publique le sens profond de l'œuvre à accomplir outre-mer. Ils personnifient, l'un la découverte des terres inconnues, l'autre la réalisation des progrès pacifiques. Francis Garnier (1839-1873) symbolise le type le plus accompli du marin et de l'explorateur.

Il entre à l'École navale à quinze ans et demi, malgré une vive résistance familiale à sa vocation. Enseigne de vaisseau, il parcourt sur *L'Eurydice* les mers du sud. Lieutenant de vaisseau, il est administrateur de la province de Cholon en Cochinchine sous le gouvernement des amiraux. Il revient en France, en 1865. Triomphant par ses écrits et ses conférences de toutes les oppositions, il réussit à organiser une mission d'exploration pour ouvrir une voie d'accès vers la Chine méridionale par le cours du Mékong, l'un des plus grands fleuves du monde. Elle devra donc remonter le cours de ce fleuve, inexploré depuis ses rives cambodgiennes, hérissé d'obstacles, à travers des régions et des populations inconnues.

L'expédition comprend le lieutenant de vaisseau Delaporte, deux médecins de la Marine, naturalistes, Thorel et Joubert, et quatre matelots français. Trop jeune à 27 ans pour la diriger, Francis Garnier en deviendra cependant le chef après la mort du capitaine de frégate Doudart de Lagrée qui en a pris au départ le commandement. En deux ans, parti de Saigon le 6 juin 1866, il franchit en pirogue ou à pied, à partir du Cambodge, les 2 600 kilomètres du Mékong jusqu'à la frontière de Chine, traverse le Yunnam, rejoint la vallée du Yang-Tsé-Kiang, ou fleuve bleu, et la suit jusqu'à l'embouchure sur plus de 2 000 kilomètres pour arriver enfin à Shanghai, en juin 1868.

La mission a fait la plus riche moisson d'observations. Elles embrassent les déterminations géographiques et hydrographiques, l'histoire, l'ethnographie, la philologie, la politique, les ressources économiques des pays traversés. Le rapport, qu'en

---

[5] Noël Bernard, *La vie et l'œuvre d'Albert Calmette (1863-1933)*, Albin Michel (éd.), Paris, 1961.

présente Francis Garnier en deux gros volumes in-quarto cause une profonde sensation. Elle lui vaut une célébrité qu'exalte l'émotion ressentie lorsque le 21 décembre 1873, au Tonkin, aux portes de Hanoï, il est tué dans une embuscade tendue par les Pavillons Noirs qui lui tranchent la tête et l'emportent comme trophée. Il avait 34 ans[6].
Ferdinand de Lesseps a dépassé l'âge de 50 ans lorsqu'il aborde l'œuvre qui illustrera son nom et vaudra à son pays la reconnaissance du monde. Dix ans après l'ouverture en 1859 des travaux de construction, le 17 novembre 1869, l'impératrice Eugénie, l'empereur d'Autriche, le Prince de Galles, le Prince royal de Prusse, hôtes du Khédive d'Egypte, inaugurent le canal de Suez... Quatre-vingts bateaux le traversent et débouchent le 20 novembre sur la mer Rouge, vers l'océan Indien, l'Extrême-Orient et l'océan Pacifique.
Une grande révolution dans la vie économique du monde vient de s'accomplir. Ferdinand de Lesseps est diplomate de carrière. Il n'est ni ingénieur, ni financier, ni administrateur. Il apparaît comme l'animateur d'un extraordinaire dynamisme, porté par une foi ardente dans la grandeur de sa mission, un novateur profondément humain dans la protection de la main-d'œuvre ouvrière, un réalisateur qui se rend maître de tous les obstacles.
Telles étaient, par l'élan de l'expansion de la France d'outre-mer, le caractère des hommes qui l'inspirent, la préparation de l'opinion publique à en comprendre la portée, les bases de départ que, succombant à ses fautes, le Second Empire, après le désastre de 1870, léguait à la Troisième République pour le redressement qu'elle allait accomplir.
Calmette appartient à la jeune génération prête à participer à ce redressement.
Elle répondra à l'appel de Jules Ferry : « *Les nations ne sont grandes que par l'activité... Rayonner sans agir, sans se mêler aux affaires du monde, en se tenant à l'écart de toutes les combinaisons européennes, en regardant comme une aventure, comme un piège, toute expansion vers l'Afrique et l'Orient... Pour une grande nation, croyez-le bien, c'est abdiquer... Dites que vous avez voulu une France grande en toutes choses,*

[6] Noël Bernard, *La vie et l'œuvre d'Albert Calmette (1863-1933)*, Albin Michel (éd.), Paris, 1961.

grande par les arts et par la paix, grande par la politique coloniale. »
« Je voulais devenir marin, écrit Albert Calmette, *malheureusement, ce désir fut contrarié. J'avais contracté, au cours d'une épidémie qui sévissait alors, une fièvre typhoïde grave qui m'obligea à interrompre mes études. »*
« En octobre 1876, précise son père, *une violente épidémie de fièvre typhoïde éclata au lycée de Brest. Un grand nombre d'élèves furent atteints, une dizaine mortellement et les autres renvoyés dans leur famille. A leur retour, Albert tomba malade. Appelé télégraphiquement auprès de lui, je le trouvais dans l'état le plus alarmant, désespéré même au dire du médecin du lycée... Je n'hésitais pas néanmoins à le ramener à Saint-Brieuc... La maladie fut longue et douloureuse. Nous parvînmes à la vaincre à force de soins et d'affection. »*
« Mais, lorsque je pus reprendre mes études, poursuit Calmette, *j'avais une santé si précaire que mes parents ne consentirent plus à me renvoyer à Brest. J'entrai à l'école Saint-Charles à Saint-Brieuc, alors dirigée par les dominicains*[7]*. C'est là que je terminai ma scolarité. J'y eus un excellent professeur de rhétorique, jeune ardent, très libéral, le Père Lacroix, qui devint évêque et professeur d'histoire ecclésiastique à l'École des Hautes Études. Il dut, à la fin de sa vie, résilier ses fonctions épiscopales, à la suite de démêlés avec Rome. C'était un esprit indépendant et un bon orateur. Je lui dois le meilleur de ma formation classique. »*
Tous les esprits supérieurs qui exerceront sur sa personnalité une influence décisive auront les mêmes caractères : le libéralisme, l'indépendance, la haute sérénité qu'atteignent, seuls, les hommes qui ont su s'attacher à un idéal et qui l'ont fermement poursuivi, en dépit des épreuves et des revers. Sa santé rétablie, l'École navale, en raison de son âge, lui est désormais fermée. Mais, son rêve de devenir marin, de parcourir le monde, de participer aux expéditions lointaines n'a pas cessé de le hanter. Une autre orientation lui permet de le réaliser. *« Après avoir passé les deux parties du baccalauréat es-lettres à Rennes et le baccalauréat es-sciences à Paris,*

---

[7] Noël Bernard, *La vie et l'œuvre d'Albert Calmette (1863-1933)*, Albin Michel (éd.), Paris, 1961.

j'entrais, dit-il, *à l'École de médecine navale de Brest en octobre 1881. J'en sortis en octobre 1883 comme aide-médecin de la Marine. »*
En 1881, régnait encore à Brest, Rochefort et Toulon l'ancien régime de recrutement des médecins de la Marine[8]. Les étudiants faisaient, dans les hôpitaux maritimes, deux ans d'études, théoriques et développées au point de vue pratique, validées par les examens devant les Facultés de médecine. Après quoi, ils abordaient le concours qui conférait le grade d'aide-médecin assimilé au grade d'aspirant de 2e classe.
Ils partaient alors en sous-ordre faire une campagne lointaine, soit à bord des navires de guerre, soit aux colonies. À leur retour, ils préparaient et subissaient la série d'examens du doctorat en médecine, et étaient promus médecins de 2e classe, assimilés au grade d'enseigne de vaisseau.
Cliniciens, anatomistes, épidémiologistes, anthropologues, naturalistes, explorateurs, les médecins de la Marine apportaient, dans les Ecoles de médecine navale, le récit de leurs longs périples, sur toutes les mers et de leurs impressions coloniales.
Dans les hôpitaux de la Marine, retentissait l'écho de l'héroïsme des pionniers qui, à l'aventure, sans aucun moyen rationnel contre les maladies pestilentielles dont les causes étaient ignorées, sous les climats les plus meurtriers, portaient toujours plus avant l'influence de notre pays dans les régions inexplorées des cinq parties du monde. De tous les risques courus, de tous les sacrifices obscurs, les jeunes étudiants ne retenaient que l'attrait d'une mystérieuse et passionnante existence.
Les médecins de la Marine assuraient, en effet, à cette époque, le service médical des territoires d'outre-mer. La direction de notre expansion coloniale était du ressort du ministère de la Marine. Sous son autorité, un sous-secrétariat d'État en fut chargé en 1886. En 1894, a été créé le ministère des Colonies. Les médecins de la Marine de cette ancienne formation ont été

---

[8] Noël Bernard, *La vie et l'œuvre d'Albert Calmette (1863-1933)*, Albin Michel (éd.), Paris, 1961.

en France les premiers à embrasser le vaste champ d'études de la pathologie exotique[9].
C'est dans ce corps d'élite que Calmette reçoit sa première initiation à la médecine. Il est immédiatement captivé par le contact avec la vie dans les services hospitaliers, par le sentiment d'une responsabilité directe et par la griserie qui en résulte pour un tout jeune homme prenant conscience du rôle social qui sera le sien. Il aimait à rappeler ces souvenirs et à affirmer la valeur de l'instruction, et de la formation morale qu'il devait aux médecins de la Marine.
Ils ont rendu un émouvant hommage à sa mémoire en plaçant, dès le mois d'octobre 1934, un an après sa mort, dans les jardins de l'hôpital maritime de Brest, son buste, œuvre du sculpteur Jean Magrou. S'il l'avait pressenti, il eût été heureux de penser qu'il continuerait à être présent au milieu d'une jeunesse vibrante des émotions et des espoirs qui avaient embelli ses vingt ans.
Dès sa première année d'études, il manifeste l'ingéniosité de son esprit réalisateur. L'usage se répandait des *sprays* phéniques de Lister, des pulvérisations antiseptiques. Le jeune étudiant imagine un pulvérisateur automatique, en fait les dessins, trouve un constructeur. Il écrit à ses parents le 30 décembre 1882 : *« Il y a une huitaine de jours, j'ai eu pour la première fois mon pulvérisateur dans les mains. Je l'ai fait fonctionner à l'amphithéâtre d'anatomie. Il marchait !... Je me disais qu'il fallait arriver à tout prix à le construire, dusse-je manger du pain sec pendant le reste de mon année... Je ne vous dirai pas le prix, vous me le permettez bien n'est-ce pas? Seulement, pour vous tranquilliser, sachez que j'espère finir bientôt de le payer. Le premier appareil m'a coûté cher, c'est vrai. Mais, le fabricant m'a proposé de m'en faire un second pour 20 francs. J'ai refusé. Il me suffisait de savoir que l'appareil pouvait marcher. »* Cette invention de ses 19 ans a fait l'objet de sa première publication qui est parue en novembre 1883, dans les *Archives de médecine navale.*
En octobre de cette même année, il annonce, à sa famille, son succès au concours de sortie de l'École, huitième sur vingt

---

[9] Noël Bernard, *La vie et l'œuvre d'Albert Calmette (1863-1933)*, Albin Michel (éd.), Paris, 1961.

candidats admis, et sa nomination d'aide-médecin. « *Je serai si heureux,* écrit-il à son père, *en venant en congé de faire mon entrée à Lamballe* (près de Saint-Brieuc, où son père a pris sa retraite) *en tenue d'officier de Marine.* »
Il sera donc marin dans une orientation nouvelle. Elle lui apparaît d'autant plus belle que la voie médicale répond mieux que toute autre à son caractère et à ses aptitudes. « *Maintenant je crois,* s'exclame-t-il dans la même lettre avec une ardeur juvénile, *je crois que je puis dire : l'avenir est à moi.* »
« *J'ai eu l'heureuse fortune,* écrit-il, *pendant mon séjour à l'École de Brest, d'être pris en affection par un maître que tous mes camarades admiraient, mais redoutaient à cause de son caractère impétueux et même violent. C'était le Dr Armand Corre, clinicien de premier ordre et excellent anatomo-pathologiste. Il me donna le goût des recherches microscopiques, m'apprit à travailler avec ordre et méthode. À cette époque (1881-1883), on commençait à parler des microbes*[10]. » « *Les travaux de Pasteur sur le charbon et le rouget du porc, la révolution qui s'opérait en chirurgie grâce à Lister et à Lucas Championnière, la découverte du bacille tuberculeux par Robert Koch, enthousiasmaient la jeunesse médicale. Mais, nos maîtres n'acceptaient pas ces nouveautés et Corre était parmi les plus réfractaires. Cependant, il admettait fort bien que son plus cher élève cherchât à s'en instruire et à se mettre au courant des méthodes pastoriennes vers lesquelles il se sentait irrésistiblement attiré.* »
Avant de leur vouer entièrement sa vie pendant quarante années à l'Institut Pasteur de Lille et de Paris, il connaît les grands périples du médecin de la Marine dans l'océan Pacifique, sur les côtes de Chine, dans l'océan Atlantique sur les côtes de l'Afrique occidentale, la lourde tâche du médecin praticien isolé sur les îlots glacés de Saint-Pierre-et-Miquelon, le rôle du pionnier colonial auquel l'appelle Pasteur lui-même pour fonder, à Saigon, le premier laboratoire de microbiologie dans les pays d'influence française au-delà des mers.
Rude école! Elle affermira sa volonté créatrice, son sens de l'organisation, sa ténacité indéfectible de lutteur qui ont assuré

---

[10] Noël Bernard, *La vie et l'œuvre d'Albert Calmette (1863-1933)*, Albin Michel (éd.), Paris, 1961.

le rayonnement de son œuvre scientifique et son action si profondément humaine[11].

De Brest, il annonce son prochain départ : « *Je reçois à l'instant* (le 12 novembre 1883), *mon ordre d'embarquement pour La Triomphante dans les mers de Chine. Je dois rejoindre ma destination par le transport Mytho partant de Toulon, le 20 novembre. La campagne de La Triomphante est splendide. Ce cuirassé se trouve actuellement au Tonkin et il croise des côtes du Tonkin à celles de la Chine, et du Japon.* » Et de Toulon, le 19 novembre : « *Me voici donc, bien près du moment où je quitterai la France. Je touche à la réalisation du grand rêve de ma vie. J'ai cependant une vive émotion lorsque je pense au passé et aux miens.* »

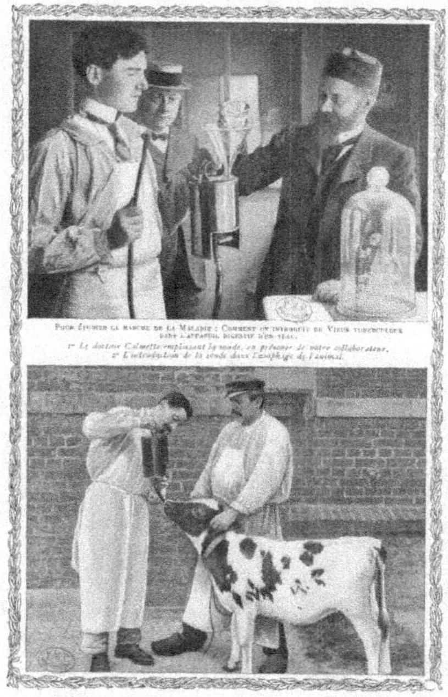

[12]

[11] Noël Bernard, *La vie et l'œuvre d'Albert Calmette (1863-1933)*, Albin Michel (éd.), Paris, 1961.

[12] Bibliothèque interuniversitaire de santé, Paris, 2015. http://www.biusante.parisdescartes.fr

Des éléments biographiques

Léon Charles Albert Calmette est né à Nice, le 12 juillet 1863. Son père étant secrétaire général de la Préfecture, il naquit dans l'ancienne préfecture, rue de la Préfecture, dans le Vieux-Nice, où une plaque commémorative de sa naissance est apposée[13]. Suivant les affectations de la carrière préfectorale de son père, il passe son enfance dans différentes villes de France. Il effectue ses études primaires et secondaires aux lycées de Clermont-Ferrand, de Brest, à l'école Saint-Charles de Saint-Brieuc et finalement au lycée Saint-Louis à Paris.
Sa mère, née Adèle-Reine Charpentier, meurt deux ans après sa naissance. Il est élevé, ainsi que ses deux frères, Gaston et Emile, par la seconde épouse de son père, Marie Quiney qui l'adopta, l'éduqua jusqu'à l'âge de 10 ans et qui fut pour lui une véritable mère.
Sur cette période de sa vie, Noël Bernard écrivit : *« La tendre sollicitude qui entoura son enfance si fragile était bien faite pour développer cette délicatesse de sentiments, cette exquise prévenance, ce besoin d'affection qui sa vie durant, exercèrent autour de lui une action si bienfaisante, donnèrent tant de charme à ses relations »*.
En octobre 1876, alors que la famille s'est installée à Brest, une violente épidémie de fièvre typhoïde éclata au lycée de Brest. Un grand nombre d'élèves furent atteints, une dizaine en moururent et les autres furent renvoyés dans leur famille. Albert tomba malade, son état alarmant fut même considéré, par le médecin du lycée, comme désespéré. Son père le ramena cependant à Saint-Brieuc. La maladie fut longue et pénible, mais il parvint à la surmonter à force de soins et d'affection. Il

[13] Professeur Philippe Scherpereel - Association du musée hospitalier régional de Lille, 2012.

ne pourra pas retourner à Brest et poursuivra ses études à l'école Saint-Charles à Saint-Brieuc. Bien que sa santé se soit améliorée, il ne pourra pas entrer à l'Ecole navale et faire la carrière dans la Marine nationale à laquelle il aspirait.
En 1881, il intègre l'Ecole de médecine navale de Brest où il suit pendant deux ans l'enseignement d'Armand Corre auquel il restera attaché toute son existence. Il obtient, en 1883, le grade de médecin-assistant dans le service de santé de la Marine et embarque à Toulon, sur le *Mytho*, pour rejoindre le Tonkin où il participera, de 1883 à 1885, à la campagne de Chine dans l'escadre de l'amiral Courbet. D'abord affecté pendant trois mois sur le vaisseau amiral, *La Victorieuse*, il est ensuite en poste sur le cuirassé *La Triomphante*, pendant 18 mois.
Il rencontre, à Hong Kong, le Dr Patrick Manson, médecin anglais, qui a découvert le rôle du moustique *Culex Pipiens* dans la transmission de la filaire de Bancroft à l'homme. Il reçoit son ordre de rapatriement le 5 mai 1885 et arrive à Marseille, le 29 juin, après une visite impromptue de l'Egypte en raison d'une drague coulée accidentellement dans le canal de Suez. Il passe alors trois mois de vacances dans les Côtes-du-Nord, près de Lamballe, où son père a pris sa retraite, dans une jolie propriété appelée l'Hermitage, avant de rejoindre l'hôpital maritime de Cherbourg.
De retour à Paris pour terminer ses études de médecine, il soutient sa thèse, inspirée de sa rencontre avec Manson, le 6 juillet 1886, qui s'intitule *Etude critique sur la pathogénie des maladies tropicales attribuées à la filaire du sang humain*. Le 15 juillet 1886, Calmette est promu médecin de 2e classe de la Marine. Le 28 juillet, lui parvient l'ordre d'embarquer le 1er septembre sur le navire de transport *Ariège* à destination du Gabon où il séjournera du 6 octobre 1886 au 4 novembre 1887. Lors de l'escale à Dakar, le Dr Balay et M. de Chavannes, collaborateurs de Savorgnan de Brazza, lui réitèrent la proposition de Brazza de créer un institut de recherches sur les maladies tropicales au Congo. Malgré la tentation d'accepter, il décline cette offre en pensant à sa jeune fiancée Emilie de la Salle qu'il a rencontrée lors d'un séjour à l'Hermitage et qu'il craint de devoir exposer aux dangers du climat équatorial.
Il prend tout d'abord son service sur le navire-ponton hôpital *Alceste*, mouillé en rade de Libreville, une frégate à voile,

comportant un personnel de 247 hommes, l'hospitalisation y étant réservée aux Blancs. Calmette sera ensuite en charge de l'hôpital indigène à terre où il se lie d'amitié avec le Dr Chastang. Calmette contracte le paludisme et, au cours de l'année 1887, il présentera, tous les quinze jours, de violents accès de fièvre. Il travaille cependant intensément et publiera en 1887, dans les *Archives de médecine*, *« L'hémoglobinurie d'origine paludéenne »*, puis, en 1888, dans les *Archives de médecine navale*, *« La maladie du sommeil et ses rapports avec la pellagre »*.

Il écrit à son maître, Armand Corre : *« Je m'applaudis d'avoir eu la chance de venir au Gabon où je vois des choses de toutes les couleurs, que ma naïveté d'autrefois ne m'eut jamais permis de croire possible »*. Les décès des coloniaux sont très nombreux comme en témoigne cette phrase d'un vieux missionnaire lui faisant visiter le cimetière européen : *« Voilà le jardin d'acclimatation des Blancs ! »*. Le Dr Le Goeleur, qui devait lui succéder, succombe quelques jours après son débarquement d'une fièvre bilieuse hémoglobinurique, obligeant Calmette à prolonger son séjour jusqu'à l'arrivée d'un nouveau remplaçant. Ces premières expériences le conduisent à ébaucher un plan d'action sanitaire fondé sur la collaboration des médecins et des laboratoires scientifiques.

Il quitte le Gabon, le 4 novembre 1887, et rentre en France par l'*Ariège* qui arrive à Brest, le 10 décembre 1887. Le 11 février 1888, il épouse, à Lamballe, Emilie de la Salle. Appelé à repartir pour une nouvelle campagne lointaine, il opte pour une destination au climat sain malgré sa rigueur et choisit donc d'effectuer un séjour de deux ans (1888-1890) à Terre-Neuve et aux îles Saint-Pierre-et-Miquelon. Le couple embarque le 3 mars, à Lorient, à bord du transport *Le Drac*.

Durant son séjour à Saint-Pierre, il exerce la médecine à l'hôpital maritime, mais, après son service à l'hôpital, il doit, par tous les temps, se rendre aux domiciles de malades. Il sera amené à pratiquer des accouchements et même diverses interventions chirurgicales, comme des amputations et des cataractes. *« Ce fut une rude école et combien profitable à ma jeune expérience »*. Le jour, il pratique la médecine, mais aussi la recherche au microscope, et travaille tard la nuit au *Traité de*

géographie médicale et de climatologie générale du globe auquel son maître Armand Corre a souhaité l'associer.
Il entreprend des recherches expérimentales sur le rouge de morue. Il démontre que l'affection est transmise par le sel utilisé pour la conservation du poisson. Il est privé de l'antériorité de sa découverte par une publication, en 1891, de Le Dantec dans les *Annales* de l'Institut Pasteur qui n'apporte cependant aucune preuve de la transmission par le sel. À l'instigation de l'administration de Saint-Pierre, il publiera ses résultats en 1892. Il prend deux leçons d'anglais par semaine avec le pasteur protestant, fait une demi-heure d'escrime tous les matins. Malgré toutes ces occupations, il parvient à concilier son activité avec sa vie familiale.
La naissance de son premier enfant, Georges, en octobre 1888, apporte de grandes joies dans son foyer qui seront anéanties, dix mois plus tard, par la mort brutale de l'enfant d'un choléra infantile, qui fait de nombreuses victimes dans la population de l'île. À son départ de Saint-Pierre, le 1er juin 1890, il effectue un court périple dans le nord-est du Canada et des Etats-Unis, avant de rentrer sur la Bretagne depuis Bordeaux, le 22 juin.
À son retour à Paris, il demande à passer dans le corps des troupes coloniales, où il est nommé médecin de 1ère classe, et à effectuer un stage d'études de trois mois à l'Institut Pasteur de Paris à compter du 4 octobre 1890. Arrivé trop tard pour s'inscrire au « Grand Cours » de microbiologie du Dr Emile Roux, celui-ci, séduit par son enthousiasme et sa formation d'autodidacte, lui permet de suivre ses leçons, lui confie un petit laboratoire et guide ses recherches. Ce sera le point de départ d'une relation d'estime et d'amitié entre les deux hommes qui durera toute leur existence.
À la demande d'Eugène Etienne, secrétaire d'Etat aux Colonies, Louis Pasteur désigne Calmette pour fonder et diriger un centre de production de vaccins, et un laboratoire de recherches à Saigon, filiale de l'Institut Pasteur. Avec son épouse, Calmette embarque le 11 janvier 1891, sur le paquebot *Natal* des messageries maritimes, à destination de Saigon où ils arrivent le 7 février.
La mission, qui lui est confiée, est le développement d'une production locale de vaccins antivarioliques d'origine animale et la création d'un département de la rage. Malgré des

difficultés initiales à se procurer des animaux, la production de vaccin antivariolique est menée à son terme en substituant des buffles aux génisses utilisées en France. En un an, plus de 500 000 vaccinations sont réalisées. Pour la vaccination antirabique, Calmette doit vaincre le scepticisme de l'administration coloniale qui juge le nombre de cas trop faible pour être rentable.

Calmette ne limite pas son champ d'investigations à sa seule mission première. Conscient des ravages causés par ces infections dans les pays tropicaux, il entreprend des recherches sur la dysenterie et le choléra. Il évoque le rôle joué par le bacille pyocyanique et les amibes dans la pathogénie de la dysenterie, sans pouvoir toutefois faire la part entre un rôle déterminant ou d'accompagnement. De même, ses études sur le choléra et ses tentatives d'immunisation chez l'animal ne débouchent pas sur des utilisations humaines.

Déjà, en partant de France, Calmette s'intéresse aux travaux de Koch et a réussi, au préalable, à obtenir un flacon de tuberculine.

Bien que les premiers essais effectués par Koch en Allemagne se soient révélés désastreux, Calmette veut essayer la tuberculine dans des affections proches de la tuberculose comme le lupus tuberculeux et une forme cutanée, et muqueuse de lèpre, mais c'est, de son propre aveu, un *« fiasco thérapeutique »* complet.

Ses résultats dans la mise au point et l'utilisation de la sérothérapie des envenimations de serpents sont en revanche couverts de succès. Durant la mousson, le delta du Mékong connaît une invasion de serpents venimeux, en particulier de cobras et de najas. Après avoir tenté vainement d'obtenir un état de résistance par l'injection de venins chauffés, Calmette s'oriente vers la sérothérapie provenant d'animaux inoculés.

Sur le modèle des sérums antidiphtériques et antitétaniques, il développe un sérum antivenimeux polyvalent qu'il a l'occasion de tester sur lui-même, à Lille, en 1901, à la suite d'une morsure de cobra lors d'une manipulation au laboratoire. Il en guérit, mais perd la phalangette de son annulaire droit du fait d'une surinfection.

Dans la grande tradition des travaux pastoriens comme l'étude de la fermentation de la bière menés à Lille par Pasteur lui-même, Calmette apporte une contribution à l'économie locale par une étude de deux types de fermentation. L'utilisation d'un micro-organisme, *Aspergillus niger*, permet de réduire à quinze jours au lieu d'un an la fermentation de l'opium, procédé rapidement transposé à la production industrielle. De même, utilisant les propriétés saccharifiantes d'*Amylomyces rouxii*, il est possible d'améliorer la production d'alcool de riz *« d'un immense intérêt fiscal pour la colonie ».*

On ne peut que rapprocher du rôle joué par Calmette en Indochine, celui joué par deux autres contemporains, Alexandre Yersin, voyageur téméraire, organisateur génial, directeur de l'Institut Pasteur de Nha Trang, puis de Saigon, découvreur du bacille de la peste, *Pasteurella pestis*, et Paul-Louis Simond, qui découvrit le rôle des puces dans la transmission de la peste.

Affaibli par la dysenterie, Calmette reçoit l'ordre de rentrer en France.

Il arrive à Marseille, le 15 juillet 1893, le jour où paraît à l'Officiel, sa nomination de chevalier de la Légion d'honneur, alors qu'il n'a que 30 ans. Il revient à l'Institut Pasteur de Paris, où il est accueilli chaleureusement par Emile Roux et Pasteur lui-même. Ne pouvant être mis hors cadre à la disposition de l'Institut Pasteur et étant sans solde, il devra accepter pour vivre un poste à mi-temps de secrétaire du conseil de santé au ministère des Colonies.

Pendant deux ans, il y reprend les études entreprises en Indochine sur la physiologie des venins, la vaccination et la sérothérapie antivenimeuse, réussissant à préparer le premier sérum antivenimeux polyvalent. En collaboration avec Borrel et Yersin, il contribue à la préparation de sérums contre la peste.

Calmette aura deux autres fils : Georges, second du nom, né à Paris en 1894, et André, qui naîtra à Lille, en 1898. La dernière année de sa vie, en juillet 1932, il écrira quelques feuillets demeurés inédits, *« Quelques notes sur ma vie et sur ma carrière pour mes fils et mes petits enfants »*, témoignant de la part essentielle que sa famille a toujours eu tout au long de sa vie.

À la suite de la visite d'une délégation du conseil municipal de Lille et des services d'hygiène de la ville, menée par Géry Legrand, Pasteur et Roux, Calmette reçoit la mission de créer et d'organiser, à Lille, un institut de sérothérapie et de recherches.

Il étudie les conditions matérielles et financières de ce projet, et s'installe dans un laboratoire provisoire dans la Halle aux Sucres. En 1899, est inauguré, en présence de Mme Pasteur et de ses enfants, l'Institut qui portera le nom de Pasteur, décédé en 1895, quatre ans auparavant. Calmette en devient le directeur.
En 1897, Calmette est rejoint par un vétérinaire, Camille Guérin. Ils obtiennent d'Edmond Nocard, dont Guérin a été l'assistant, une culture de mycobactéries bovines isolée d'une vache tuberculeuse en 1902. Par addition de bile de bœuf, ils obtiennent, en 1908, une amélioration des cultures et, après 230 repiquages successifs, une atténuation de la virulence des souches. Ainsi inactivés, ces bacilles permettent de vacciner, à partir de 1913, de jeunes bovins et des singes de différentes espèces.
En 1914, Lille étant occupée, les génisses sont réquisitionnées pour nourrir les troupes allemandes. Calmette ne peut qu'obtenir qu'avant leur consommation, elles soient autopsiées afin de vérifier que, malgré une exposition à des germes virulents, elles sont restées saines. Avant le début de la Première Guerre mondiale, Calmette est nommé adjoint du directeur du service de santé de la première région à Lille, chargé d'organiser les hôpitaux militaires auxiliaires. Pendant les quatre années d'occupation extrêmement dures subies par la ville, les recherches sur la vaccination contre la tuberculose sont interrompues faute d'animaux d'expérimentation, mais l'Institut Pasteur de Lille, pendant toute cette période, poursuit la production des sérums et des vaccins nécessaires à la population.
Cette période de la vie d'Albert Calmette est attristée par deux évènements dramatiques. Le 16 mars 1914, son frère Gaston Calmette, directeur du *Figaro*, est assassiné par Mme Henriette Caillaux, seconde épouse du ministre des Finances, Joseph Caillaux, connu pour avoir créé l'impôt sur le revenu et pour ses positions pacifistes vis-à-vis de l'Allemagne au moment de la crise d'Agadir. Dans une campagne orchestrée par Louis Barthou et Raymond Poincaré, le *Figaro* dénonce certaines malversations et publie plusieurs lettres de sa correspondance privée.

Sa seconde épouse, craignant la publication d'une lettre révélant ses relations intimes avec le ministre durant son premier mariage, fait irruption dans le bureau de Gaston Calmette et tire six coups de feu dont quatre l'atteignent. Transporté à la clinique de Neuilly, Gaston Calmette, touché à l'artère iliaque droite, succombe dans la nuit sur la table d'opération. Caillaux doit démissionner dès le lendemain, mais sa femme, plaidant le crime passionnel, est acquittée le 27 juillet, précédant l'assassinat de Jaurès, le 31 juillet, et l'annonce de la mobilisation générale, le 1er août 1914.
Le 2 août 1914, la mobilisation est décrétée. Calmette, reprenant volontairement du service, est nommé adjoint du directeur du service de santé de la 1ère région à Lille. Après d'intenses bombardements, les Allemands entrent dans Lille, le 13 octobre. Calmette y reste pour assurer les soins aux blessés et à la population civile.
« C'est ainsi que pendant les quatre dures années d'occupation allemande, je restais à mon poste de l'Institut Pasteur, m'efforçant de me rendre utile de toutes les manières et j'ai conscience d'y être parvenu. Je dus subir de multiples vexations de la part des autorités militaires : perquisitions de jour et de nuit et violations de mon domicile, réquisitions de la plus grande partie du matériel de mon laboratoire et de mes objets personnels, enlèvement des cuivres, des ustensiles en nickel ou en bronze, des matelas de laine, etc. Rien ne me fut épargné. »
Le 11 janvier 1916, à 3 heures du matin, l'explosion des « Dix-huit ponts » fait plus d'une centaine de morts et détruit 706 maisons, et 21 usines.
Le 12 janvier 1918, son épouse Emilie est déportée comme otage en Allemagne et internée à Holzminden avec vingt-cinq autres femmes de notables lillois. Le récit que Calmette fait de son départ dans le livre de Noël Bernard est poignant de tristesse et de courage. *« Le matin du 12, en pleine nuit noire, nous nous acheminions vers le chemin de fer. C'est un calvaire qu'il nous faut gravir. Mais, nous sommes vaillants tous les deux. Les dernières paroles d'au-revoir, de bon courage, sont échangées sur le seuil extérieur de la gare... Le train s'ébranle à 9h30. De la passerelle Sainte-Agnès où je me suis rendu avec mon fils André, nous le voyons passer tout près de nous. Emilie peut nous crier au-revoir. Qu'adviendra-t-il maintenant de ces*

malheureuses femmes ? Nous nous décidons à rentrer à l'Institut Pasteur et je m'effondre sur un siège ne pouvant plus retenir mes larmes de douleur et de rage ». Le voyage en train dure 70 heures dans des compartiments sans chauffage.
À leur arrivée, les otages sont accueillis par des huées, des cris et des jets de pierre par une foule hargneuse. Il leur faudra marcher dans une côte enneigée de cinq kilomètres, entre la gare et le camp, par un froid de -13°C. Elles arrivent à une heure du matin exténuées de fatigue et de froid. Réveillées chaque jour à 5h00, elles n'ont pour toute nourriture qu'une soupe immangeable et 200 g de pain noir. Ce ne sont que brimades, humiliations. Curieusement, elles sont autorisées à garder leurs vêtements et une vie sociale s'organise. De nombreuses photos, prises par un otage qui tient boutique – « Au violon » – subsisteront.
Elles seront rapatriées en juillet, à la suite de la convention sur l'échange des prisonniers de guerre. Calmette dira alors : *« Elle m'a été rendue dans un déplorable état de santé, ne pesant plus que 42 kg alors que son poids normal était de 57 kg. »* Son fils Georges fera toute la guerre dans l'artillerie.
Dès la fin de la guerre, Calmette et Guérin se remettent aux expérimentations sur la vaccination contre la tuberculose. La première vaccination humaine par le vaccin bilié de Calmette et Guérin (BCG) a lieu en juillet 1921, à l'hôpital de la Charité à Paris, sur un nouveau-né de trois jours, dont la mère est décédée de la tuberculose. L'enfant reçoit une dose de 6 mg par voie orale, renouvelée au cinquième et septième jour. Elevé par sa grand-mère, elle-même tuberculeuse, l'enfant demeure indemne. En 1928, 100 000 enfants, dont le petit-fils de Calmette, ont été vaccinés. Cette même année, Calmette publie, chez Masson, son ouvrage *La vaccination préventive contre la tuberculose par le BCG.*
Outre cette activité de recherches, Calmette entreprend très rapidement des actions de prévention sanitaire. Dans les années 1900, le taux de décès par tuberculose est, à Lille, de 300 pour 100 000 habitants par an. Le premier dispensaire de lutte contre la tuberculose, baptisé dispensaire Emile Roux, sera ouvert à Lille, en 1901. Calmette sera également à l'origine de la fondation de la Ligue du Nord contre la tuberculose et il sera le délégué du gouvernement français aux conférences sanitaires

internationales et aux congrès internationaux pour l'étude de la tuberculose de 1901 à 1926. En 1920, il préside le premier congrès international de lutte contre la tuberculose.
En dehors de son action contre la tuberculose, Calmette se préoccupe de l'hygiène, en particulier de l'eau. Il sera à l'origine de la première station française d'épuration des eaux à La Madeleine et l'Institut Pasteur s'investira, dès cette époque, dans le contrôle de la qualité de l'eau. Emile Roux dira de Calmette, écologiste avant l'heure : *« Par les résultats de cet énorme travail, Calmette a fait surgir, en France, une industrie sanitaire nouvelle. Il a contribué à l'assainissement des villes, des rivières polluées et à la protection des eaux de source »*.
Dès 1896, il est chargé de cours de bactériologie et thérapeutique expérimentale à la Faculté de médecine de Lille où il poursuit des travaux sur l'ankylostomiase.
Il publie, en 1905, chez Masson, son livre *L'ankylostomiase, anémie des mineurs*, en collaboration avec Maurice Breton, qui sera son successeur dans la chaire d'hygiène et de bactériologie de la Faculté de médecine de Lille. Calmette y sera nommé professeur honoraire en 1914.
Il exerce également des fonctions éditoriales au comité de rédaction des *Annales* de l'Institut Pasteur dont il deviendra directeur de la rédaction en 1919. Sa notoriété est telle qu'il est réclamé comme expert à de nombreuses reprises, lors d'une épidémie de peste à Porto, en 1899, pour la création de l'Institut Pasteur d'Alger avec Edmond Sergent, où il se rendra à quatorze reprises de 1909 à 1912, et en 1910, pour une épidémie de choléra à Marseille. Malgré son profond attachement à Lille, il accepte, en 1918, sa nomination en tant que sous-directeur à l'Institut Pasteur de Paris, chargé de la direction du cours de bactériologie. Il ne prend ses fonctions à Paris qu'en juillet 1919, après avoir confié sa succession à la direction de l'Institut Pasteur de Lille à Louis Marmier. De 1919 à 1933, il reconstitue une équipe de travail sur le bacille tuberculeux et le BCG avec Guérin qui l'a rejoint à Paris. À partir de 1929, il participe à l'élaboration des plans d'un vaste laboratoire de recherches sur la tuberculose à l'Institut Pasteur, dont il prend possession en 1931.
Ces dernières années d'activité sont marquées par un drame qui l'affecte profondément : le procès de Lubeck qui se déroule du

10 octobre 1931 au 6 février 1932, que certains n'hésitent pas à appeler « Procès Calmette ». Pendant sa préparation au laboratoire des mycobactéries de cette ville, dirigé par Georg Deycke, du vaccin BCG fabriqué sur place, ce dernier est accidentellement contaminé par une souche virulente H29 de *Mycobacterium Tuberculosis*, souche Kiel, facilement identifiable en culture par son caractère pigmentaire, isolée d'une coxalgie tuberculeuse, cultivée dans les mêmes locaux.
La culture de BCG, transmise gracieusement par l'Institut Pasteur de Paris à la demande du chef du service de santé de Lubeck, Ernst Alstaedt, est transformée en vaccin dans un laboratoire où il n'existe pas de séparation entre les cultures vaccinales et les cultures de tuberculose infectieuse, par une infirmière très consciencieuse, Anna Schültze, mais non qualifiée en bactériologie.
Sur 256 enfants ayant reçu ce vaccin contaminé, 77 sont morts et 130 sont atteints de tuberculose chronique. Par un heureux hasard, cette souche isolée des enfants morts a la propriété de présenter une légère fluorescence verte qui la distingue aisément du BCG. Deycke est condamné le 6 février 1932, à deux ans de prison pour meurtre et atteinte corporelle par négligence, et Alstaedt, à quinze mois de prison pour le même motif.
Grâce à l'honnêteté et au courage de scientifiques allemands, en particulier Bruno et Ludwig Lange, l'innocence du BCG est finalement reconnue, mais Calmette sort très marqué psychologiquement et moralement par ce drame qui lui cause *« des tortures morales dont personne ne peut s'imaginer l'atrocité »*. Peu avant ce procès, le Conseil de santé du Reich a publié, le 28 février 1931, des directives d'éthique médicale, appelées *Reichsrichtlinien*, basées sur le respect de la vie, l'évaluation minutieuse des préjudices humains en cas d'expérimentation d'un produit nouveau, l'accord du patient, la priorité de l'expérimentation sur l'animal et l'interdiction de profiter de l'infériorité sociale du patient. Ce procès illustre le principe qu'*« une négligence éthique est à la base d'un délit pénal »*.
Chevalier de la Légion d'honneur en 1893, élu à l'Académie de médecine en 1919, entré à l'Académie des sciences en 1927, Calmette est reconnu comme l'héritier de Pasteur et l'une des

grandes figures médicales de son temps. De nombreux ouvrages ont été consacrés à sa vie et à son œuvre, et de nombreux édifices publics portent son nom.
Le plus emblématique d'entre eux est sans nul doute l'hôpital Albert Calmette de Lille, dont il signe lui-même l'acte de naissance, le 6 mars 1928.
Cet hôpital, qui doit être entièrement dévolu au traitement de la tuberculose, connaît, dès son ouverture, les années sombres d'une nouvelle occupation allemande, avec ses destructions et sa renaissance, pour devenir, après la disparition progressive de la tuberculose, sous l'égide de Charles Gernez-Rieux, le haut lieu de la pneumologie lilloise et l'incubateur de nouvelles disciplines médicales, comme l'hématologie, la néphrologie, la pédiatrie et la réanimation.
Albert Calmette est décédé à Paris, dans son appartement du 61, boulevard des Invalides, le 29 octobre 1933, entouré de sa femme et de ses plus proches collaborateurs. Il repose selon ses vœux à Jouy-en-Josas, dans le parc de la villa Marguerite Bourget, avec sa femme Emilie qui l'a rejoint dans la mort le 17 septembre 1966, à l'âge de 102 ans.

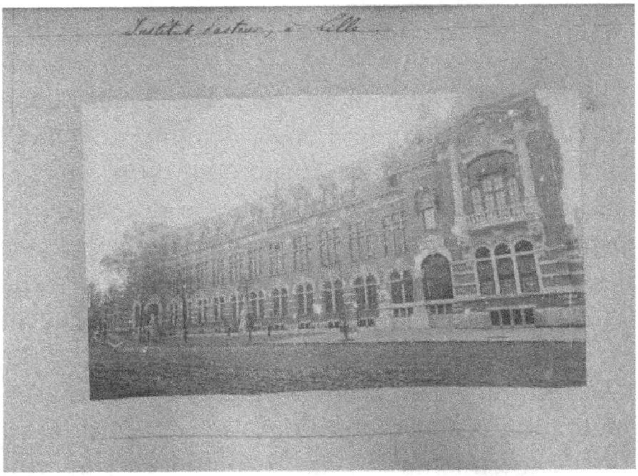
[14]

Institut Pasteur de Lille.

[14] Bibliothèque interuniversitaire de santé, Paris, 2015. http://www.biusante.parisdescartes.fr

Calmette et ses travaux

par les Drs Henri Lamendin & Xavier Riaud

Albert Calmette fonde l'Institut Pasteur de Saigon ainsi que l'Institut Pasteur de Lille dont il est nommé directeur en janvier 1895. Il met au point le BCG avec Camille Guérin entre 1904 et 1928.

Albert Calmette est né le 12 juillet 1863, à Nice. Son père mène une carrière préfectorale. Sa mère, née Adèle-Reine Charpentier, meurt deux ans après sa naissance. Il est élevé ainsi que ses deux frères, Gaston et Emile, par la seconde épouse de son père, Marie Quiney. Il effectue ses études primaires et secondaires aux lycées de Clermont-Ferrand, de Brest, à l'Ecole Saint-Charles de Saint-Brieuc, ainsi qu'au lycée Saint-Louis à Paris. De 1881 à 1883, il est élève de l'École de médecine navale de Brest. De 1883 à 1887, il entre dans le service de santé de la Marine. Il participe à la campagne de Chine, dans l'escadre de l'amiral Courbet, puis à la campagne du Gabon-Congo, à bord du navire-hôpital *Alceste*. Pendant son court séjour en Afrique (1886-1887), il trace un plan d'action sanitaire fondé sur la collaboration des médecins et des laboratoires scientifiques. En 1886, il soutient sa thèse et devient docteur en médecine. Il effectue ensuite un séjour de deux ans (1888-1890) à Terre-Neuve et aux îles Saint-Pierre-et-Miquelon où il conduit des recherches expérimentales sur le rouge de morue. Il demande, en 1890, à passer dans le corps des troupes coloniales et à suivre un stage d'études à l'Institut Pasteur de Paris, qu'il effectue dans le laboratoire du Dr Émile Roux.

Louis Pasteur sait rapidement apprécier ses solides connaissances scientifiques. Aussi, il le désigne pour aller fonder et diriger, de 1891 à 1893, à Saigon, un institut antirabique et un centre d'études scientifiques où, tout en

assurant le service de la rage et de la variole, il poursuit diverses recherches sur la dysenterie, les venins de serpents et les levures chinoises (fermentations de l'opium et de l'alcool de riz). Là, il montre à ses camarades médecins stupéfaits avec quelle facilité on peut trouver l'hématozoaire de Laveran dans le sang des paludéens. Il réussit à préparer des quantités suffisantes de vaccins contre la variole et contre la rage pour toute l'Indochine, et même pour les pays voisins.
Il revient en France où il est placé hors cadre du corps de santé des colonies, et mis à la disposition de l'Institut Pasteur. Il y reprend les études entreprises en Indochine sur la physiologie des venins, la vaccination et la sérothérapie antivenimeuse, et réussit à préparer le premier sérum antivenimeux polyvalent. Il participe à la préparation de sérums antipesteux avec Borrel et Yersin.
À la suite de la visite d'une délégation du conseil d'hygiène de la municipalité de Lille, Louis Pasteur et Emile Roux confient à Calmette, en janvier 1895, la mission d'organiser, à Lille, un institut de sérothérapie et de recherches microbiologiques. Il étudie les conditions matérielles de ce projet et l'Institut Pasteur de Lille est inauguré en 1899. Il en sera le directeur jusqu'en 1919. Il y entreprend des travaux sur l'ankylostomiase, l'épuration biologique des eaux usées (création à La Madeleine, près de Lille, de la première station française d'épuration), ainsi que divers travaux de bactériologie.
Dès 1896, il est chargé du cours de bactériologie et de thérapeutique expérimentale à la Faculté de médecine de Lille. Il est nommé professeur honoraire en 1914.
En 1899, il dirige également une mission chargée de combattre l'épidémie de peste bubonique survenue à Porto. Il est accompagné par Salimbeni. La même année, il entre au comité de rédaction des *Annales* de l'Institut Pasteur où il retrouve Duclaux, Chamberland, Grancher, Metchnikoff, Nocard, Roux, Straus et Vaillard.

En collaboration avec Camille Guérin, docteur vétérinaire, entre 1904 et 1928, Calmette mène des recherches sur le bacille tuberculeux bovin traité par la bile (mécanisme de l'infection bacillaire, immunité antituberculeuse) et parvient à créer artificiellement une race de bacilles privés de virulence, dont il vaccine avec succès de jeunes bovins et des singes de diverses espèces. Grâce à la ténacité de Camille Guérin qui entretient, sans se décourager, pendant 13 années, le bacille tuberculeux émulsionné avec de la bile de bœuf, en 1921, ils produisent le vaccin BCG utilisable sur l'homme, la méthode de vaccination préventive de la tuberculose par le vaccin bilié Calmette-Guérin. Le B.C.G est né.

Entre 1901 et 1903, il ouvre, à Lille, le premier dispensaire antituberculeux en France, le dispensaire Emile Roux, et contribue à fonder la Ligue du Nord contre la tuberculose, ainsi qu'une filiale de l'Œuvre Grancher. De 1901 à 1926, il est délégué du gouvernement français aux conférences sanitaires internationales et aux congrès internationaux pour l'étude de la tuberculose. En 1911, il devient membre du comité médical des sanatoriums populaires de Paris, dirigés par Guinard.

En 1909, Albert Calmette accepte, malgré les charges multiples qui lui incombent déjà, d'organiser et de diriger à ses débuts, avec Edmond Sergent, l'Institut Pasteur d'Alger.

Il est chargé de mission, en 1910, par le ministère de l'Intérieur et le Conseil supérieur d'hygiène publique de France pour l'étude d'une épidémie de choléra à Marseille.

Lors de la Première Guerre mondiale, il est nommé adjoint du directeur du service de santé de la 1ère région à Lille, chargé d'organiser les hôpitaux militaires auxiliaires. Pendant les quatre années d'occupation de la ville de Lille par l'armée allemande, il continue, avec ses collaborateurs de l'Institut Pasteur de Lille, la fabrication des sérums et vaccins nécessaires à la population. Sa femme est détenue plusieurs mois en otage, avec plusieurs autres femmes lilloises. En 1918, il est nommé, avec Martin, sous-directeur de l'Institut Pasteur de Paris et, chargé de la direction du cours de bactériologie, il ne prend ses fonctions qu'en 1919.

De 1919 à 1933, il reconstitue, à l'Institut Pasteur de Paris, une équipe de travail consacrée au bacille tuberculeux et au BCG. Après qu'en 1921, Weill-Hallé ait vacciné avec succès des enfants nés de parents tuberculeux, à l'hôpital de la Charité, la vaccination par BCG acquiert droit de cité.

En 1919 il est élu à l'Académie de médecine. Il reçoit la direction des *Annales* de l'Institut Pasteur et la responsabilité des Instituts Pasteur d'outre-mer. En 1920, il fait paraître son

traité *L'infection bacillaire et la tuberculose*. Il participe à la fondation de l'Institut Pasteur hellénique à Athènes. Il est également nommé vice-président du Comité national de défense contre la tuberculose (CNDT). En outre, il est élu président de la Société de pathologie exotique (SPE) de 1920 à 1924.
L'année 1927 le voit entrer à l'Académie des sciences. En 1929, il participe à l'élaboration des plans d'un vaste bâtiment destiné à accueillir tous les laboratoires de recherches sur la tuberculose de l'Institut Pasteur.

Entre février et avril 1930, dans la ville allemande de Lübeck, une catastrophe entache fortement la réputation du vaccin BCG. Pendant sa préparation au laboratoire des mycobactéries, du vaccin BCG fabriqué sur place est accidentellement contaminé par une souche virulente de bacilles tuberculeux humains. Sur 256 enfants ayant reçu ce vaccin contaminé, 77 meurent et 130 sont atteints de tuberculose chronique. Une commission nommée par le gouvernement allemand, en mai 1930, enquête pendant 20 mois. Le tribunal pénal est saisi pour homicide involontaire. D'octobre 1930 à février 1931, se déroule un long procès avec une couverture médiatique internationale. Le jugement final retient une probable contamination accidentelle du BCG avec une souche tuberculeuse virulente lors de la production locale du vaccin. L'innocence du vaccin BCG est finalement reconnue, mais Albert Calmette sort profondément marqué par ce drame : *« Des tortures morales dont personne ne peut imaginer l'atrocité »*. Il faut rappeler pourtant qu'aucune condamnation n'est prononcée contre l'Institut Pasteur de Paris qui s'est contenté de fournir des souches saines de BCG à des médecins régulièrement diplômés et haut placés qui en ont fait la demande. Le professeur Lagrange de l'hôpital Saint-Louis de Paris rappelle d'ailleurs que, selon le rapport de la commission d'enquête de l'époque *« la souche de BCG utilisée avait été contaminée par une souche virulente de Mycobacterium tuberculosis* (souche Kiel, facilement identifiable en culture par son caractère pigmentaire) *et qui avait été manipulée dans le laboratoire produisant le vaccin »*, c'est-à-dire le laboratoire de Lübeck.

Albert Calmette décède le 29 octobre 1933, à Paris. Il repose, selon ses vœux, à Jouy-en-Josas (Yvelines), derrière la chapelle des Metz.

En plus de ses recherches sur la tuberculose, Calmette a entrepris d'importants travaux pour améliorer l'hygiène du réseau d'eau à Lille et a apporté une contribution non négligeable aux recherches dans la bataille contre l'ankylostomose (anémie des mineurs).

Calmette et la France d'outre-mer

En décembre 1890, M. Etienne, sous-secrétaire d'État aux colonies, écrit à Pasteur pour lui demander de créer, à Saigon, un centre de vaccination contre la variole et la rage. À cette même époque, un médecin de 1ère classe des colonies, Albert Calmette, suit, dans l'institut, le cours de microbiologie d'Émile Roux. Pasteur le fait appeler et lui propose le poste que Calmette accepte aussitôt. De cette entrevue historique, datent les premiers liens entre l'Institut Pasteur et le corps de santé colonial. Ces intrépides pionniers ne tardent pas à faire d'importantes découvertes. Ils ouvrent la voie à une phalange de bâtisseurs. À travers le monde, ces pasteuriens coloniaux, parmi lesquels se distingue Yersin, multiplient des établissements, filiales de l'Institut Pasteur de Paris. Leurs travaux, soucieux plus de recherche appliquée que de recherche spéculative, répondent bien au double message de Pasteur et du corps de santé colonial : *« Etre toujours au contact et au service des hommes, en particulier des plus démunis et des plus exposés. »*
L'évolution de ces instituts dans les nouveaux États indépendants s'est faite en parfait accord avec la maison-mère.
Dans le bilan, on retiendra notamment un rôle éminent dans la découverte de sérums antivenimeux et de vaccins encore actuellement utilisés contre la tuberculose, la peste et la fièvre jaune.
À peine arrivé à Saigon, Albert Calmette installe son laboratoire dans une dépendance de l'hôpital militaire. C'est l'ébauche de l'Institut Pasteur de Saigon qui voit le jour en 1896. L'empreinte culturelle de la France dans ses colonies représente les efforts de plusieurs générations. Les Instituts Pasteur y ont pris une part privilégiée et le corps de santé colonial, qui en a créé et animé le plus grand nombre, peut s'honorer de la place qu'il a occupé dans ce domaine.

Alors qu'Albert Calmette, en 1880, commence ses études à l'Ecole de médecine navale de Brest, prévale encore l'origine tellurique de maladies comme le paludisme et la fièvre jaune qu'il a eu à affronter, impuissant et déçu, quelques années plus tard, au cours d'une lointaine campagne au Gabon, à bord du navire-hôpital *Alceste*. Dix ans plus tard, à Saigon, en 1890, il montre à ses camarades médecins stupéfaits avec quelle facilité on peut trouver l'hématozoaire de Laveran dans le sang des paludéens. Il améliore progressivement l'équipement de son laboratoire au point de réussir, en deux ans et demi de séjour, à préparer des quantités suffisantes de vaccins contre la variole et contre la rage pour toute l'Indochine, et même les pays voisins. Il parvient à isoler les levures permettant la préparation industrielle de l'alcool de riz. Enfin, débutent ses recherches qui aboutiront à la découverte de la sérothérapie antivenimeuse mise au point à l'Institut Pasteur de Lille qu'il dirigera après son retour de Saigon.
C'est encore à Lille que le médecin général Calmette cultive, avec la collaboration de Guérin, un bacille tuberculeux bovin traité par la bile. Il porte leur nom, bacille de Calmette et Guérin plus connu par ses initiales BCG. Ce bacille a la propriété de protéger l'homme contre les tuberculoses graves.
À l'aube du XXIe siècle, le vieil hôpital ouvert en 1860 conserve encore en son sein, dans le cœur historique de Saigon, le souvenir de Charles Grall, d'Albert Calmette et d'Alexandre Yersin. Combien savent que ces trois figures emblématiques de la France, secourables au travers des âges, ont été des médecins des troupes coloniales qui, à la fin du XIXe siècle, ont jeté les bases d'une œuvre médicale dont les bienfaits sont passés à la postérité ?

Le B.C.G.

Le BCG, ou bacille de Calmette et Guérin, est un micro-organisme dérivé du bacille tuberculeux bovin (*Mycobacterium bovis*). Albert Calmette, médecin et biologiste, et Camille Guérin, vétérinaire et biologiste, ont obtenu une souche non virulente pour l'homme par culture sur des milieux particuliers, et par sélection durant des années à partir de 1908. Le premier vaccin contre la tuberculose à base de BCG est utilisé le 18 juillet 1921, sur un enfant. En 1924, le gouvernement autorise la vaccination des nouveau-nés par BCG. En France, actuellement (2007), la vaccination chez les enfants est obligatoire, ce qui pourrait être remis en cause à terme. La vaccination par BCG repose sur le principe de la surinfection. Le micro-organisme est injecté vivant et doit survivre dans l'organisme humain pour maintenir la réaction de protection. En général, le BCG s'installe dans un ganglion. Il peut ne pas survivre à l'injection ou disparaître avec le temps. L'action du vaccin est alors annulée. Quelques effets secondaires sont parfois notés (cicatrices, érythème, ulcération cutanée persistante, inflammation du ganglion axillaire du côté du bras vacciné). Son efficacité a été mise en cause. Elle est au mieux assez faible. Les études sur la question diffèrent notablement. La meilleure protection observée concerne les formes les plus graves de la tuberculose et chez l'enfant. La tuberculose étant liée aux conditions d'hygiène, l'incidence de la maladie est devenue très faible dans les pays développés et l'intérêt d'une vaccination systématique est moins évident. Il y a cinquante ans, disparaît Camille Guérin, un grand homme, bienfaiteur de l'humanité et d'origine poitevine. Sa découverte du vaccin anti-tuberculeux avec Albert Calmette a permis d'enrayer la progression de la pandémie. « La tuberculose est, au début du XXe siècle, un véritable fléau dans le monde. Plus d'un milliard de personnes meurent de la tuberculose entre 1850 et 1950. A partir de 1900, Camille Guérin se consacre exclusivement à la recherche sur la tuberculose. Avec Albert Calmette, il étudie un bacille tuberculeux d'origine bovine. En 1919, il teste les premières vaccinations sur des bovins, puis sur l'homme en 1921, - le 18 juillet à l'hôpital de la Charité à Paris, par le pédiatre Benjamin Weill-Halle. On fête cette année les 90 ans de la 1ère vaccination. Le B.C.G (Bacille Calmette Guérin) est né. Sept années se succèdent. Le vaccin est parfaitement toléré. Peu à peu, la prévention par le BCG s'étend à de nombreux pays. En 2011, le BCG est toujours diffusé et utilisé à titre préventif dans le monde, en raison notamment de la recrudescence de la tuberculose, responsable de la mort de près de 3 millions de personnes, chaque année. Le BCG est également utilisé dans les traitements de certains cancers de la vessie… Le bacille de Calmette et Guérin est toujours préparé à partir d'une souche atténuée de bacille tuberculeux bovin vivant (le *Mycobacterium bovis*). Ce vaccin est toujours considéré comme un vaccin effectif pour la prévention de la tuberculose humaine. Son efficacité est basée sur le principe de l'immunité de surinfection, c'est-à-dire qu'il n'a d'efficacité que tant qu'il reste. Les zones géographiques à forte incidence tuberculeuse sont, d'après l'OMS :

- l'Afrique ;
- l'Asie, y compris les pays du Proche et du Moyen-Orient ;
- les pays d'Amérique centrale et du Sud ;
- les pays d'Europe centrale et de l'Est, y compris les pays de l'ex-URSS ;
- dans l'Union européenne : la Bulgarie, l'Estonie, la Hongrie, la Lettonie, la Lituanie, la Pologne, le Portugal, la Roumanie.

L'arrêt du vaccin obligatoire antituberculeux BCG pour les nourrissons en 2007 n'a pas eu d'impact négatif sur le nombre de cas de tuberculose chez les enfants en France, selon une étude publiée dans le *Bulletin épidémiologique hebdomadaire* (BEH).

« Le nombre de cas de tuberculose chez les enfants de moins de 5 ans, en 2010, est stable par rapport à la période 2000-2005 », soulignent des chercheurs de l'Institut de veille sanitaire (InVS) dans cette étude. On a compté, en 2010, 120 cas de tuberculose maladie pour des enfants de moins de 5 ans, contre 129 en moyenne par an sur la période 2000-2005.
La part des cas de tuberculose pédiatrique sur le total de la population touchée en France reste à la fois faible et stable avec 2,3 % des cas en 2010 contre 2,2 % des cas en 2000-2005.
« Les données ne montrent pas d'impact des nouvelles modalités de vaccination au-delà de ce qui était attendu », indique l'étude, qui note une diminution des cas de tuberculose chez les enfants en Ile-de-France.
« Globalement, la part des cas de tuberculose survenant chez les moins de 5 ans est stable et le nombre de formes graves de l'enfant reste très faible en France, ce qui constitue un élément rassurant », souligne la même étude.
En 2007, l'obligation de vaccination par BCG chez tous les enfants et les adolescents est suspendue pour être remplacée par une *« forte recommandation »* de vaccination pour les enfants considérés comme les plus exposés à la maladie, notamment ceux résidant en Ile-de-France et en Guyane. En conséquence, les données montrent, pour 2010, que près de 80 % des enfants de moins de 9 mois ont été vaccinés en Ile-de-France. Mais, en-dehors de cette région, la couverture vaccinale reste *« insuffisante »* pour les enfants considérés comme à risque, à savoir principalement ceux nés dans une zone de forte endémie ou bien d'un parent venant d'une telle zone.
Pour la population générale, les données en matière de tuberculose en France *« témoignent d'une baisse des cas déclarés en 2009 et en 2010 »* avec 5 187 cas en 2010, en baisse de 1,7 % sur 2009. La France est considérée comme un pays à *« faible incidence »*, mais avec d'importants écarts entre les régions - l'Ile-de-France, la Guyane et les grandes villes sont les plus touchées -, et entre les populations.
« L'augmentation des taux de déclaration dans un certain nombre de départements franciliens, même si elle est très limitée, et les taux élevés retrouvés parmi les personnes nées à l'étranger et récemment arrivées en France doivent inciter à ne

pas relâcher les efforts de lutte antituberculeuse dans un contexte de fortes disparités », souligne le BEH.
D'après l'Organisation mondiale de la santé, la tuberculose est la deuxième cause de mortalité par infection, après le VIH, avec 1,3 million de décès en 2010. Le nombre de nouveaux cas de tuberculose en 2010 est estimé à 8,8 millions, dont 40 % en Asie du Sud-Est et 26 % en Afrique subsaharienne (*Le Monde*).

Calmette et un livre collectif

Parce qu'Albert Calmette (1863-1933) était un personnage scientifique d'une envergure exceptionnelle, l'Institut Pasteur de Lille a souhaité lui rendre un hommage à la hauteur de son humanisme. En même temps qu'il poursuivait un travail inlassable de recherche fondamentale, dont il nous a laissé de nombreux fruits comme par exemple le BCG, vaccin contre la tuberculose mis au point à l'Institut Pasteur de Lille, Albert Calmette avait une démarche empathique dans un souci permanent de proximité avec les hommes de son temps. Le livre retrace ses innovations au service de l'amélioration de la santé de la population, l'ouverture du premier dispensaire antituberculeux ou encore l'installation de la première station d'épuration, à La Madeleine, dans le Nord. Générosité, solidarité, charisme, courage, esprit visionnaire, curiosité, patience, loyauté, les qualités sont innombrables, les héritages qu'il laisse sont d'actualité. C'est pourquoi son histoire est racontée sous forme autobiographique, car le personnage reste résolument moderne et tournée vers l'avenir.

La passion d'épauler : un très beau livre de 152 pages, organisé en six chapitres autour de l'histoire d'Albert Calmette et de l'Institut Pasteur de Lille. Pas moins de 90 personnalités et décideurs, issus du monde économique, du spectacle, des médias, du sport et bien-sûr de la recherche, ont ainsi accepté de témoigner pour se faire le relais de cette épopée. Plus que leurs épaules, comme autant de clins d'œil à l'histoire de la vaccination, de Calmette, du BCG et de l'Institut Pasteur de Lille, ces 90 personnalités y dévoilent ce qui les rapproche des valeurs et de l'engagement du personnage hors du commun qu'était Albert Calmette. Une histoire d'humanité qui se poursuit à Lille aujourd'hui et qui rayonne au-delà de nos frontières. Les fruits de la vente seront reversés au profit de la recherche menée à l'Institut Pasteur de Lille, fondation privée à but non lucratif, reconnue d'utilité publique. Acheter ce livre, c'est rejoindre l'élan de solidarité envers la seule fondation française de recherche internationale qui ne soit pas située à Paris.

Qu'est-ce qui rapprochent un médecin passionné par la vie et l'histoire de ses pairs, une professionnelle des médias qui consacre depuis quelques années son énergie à la communication de l'Institut Pasteur de Lille, un photographe et un éditeur ? Un livre bien sûr, mais quel livre ? *La passion d'épauler* est un OVNI littéraire, un beau livre non identifié. Un livre qui a réussi la gageure de faire entrer en résonance la vie et l'œuvre d'Albert Calmette, premier directeur de l'Institut Pasteur de Lille dont on fête cette année le 150ème anniversaire de la naissance, avec 90 portraits d'hommes et de femmes qui marquent le Nord-Pas-Calais de leur empreinte dans tous les domaines aussi divers que la culture, le sport, l'économie ou bien encore la recherche scientifique. D'ailleurs, le baptême de ce drôle et bel objet, mercredi 13 novembre 2013, à l'Institut Pasteur de Lille, a réuni un plateau éclectique : les romanciers Michel Quint, Carole Fives et Annie Degroote aux côtés de Luc Doublet (les drapeaux), Damien Deleplanque (directeur du groupe Adéo Leroy-Merlin) ou les frères Letartre (Anios), le graffeur Jef Aérosol avec le footballeur du LOSC Franck Béria. Drôle de rencontre, encore, entre le dessinateur de BD François Boucq et la championne d'athlétisme Marie-Christine Debourse, visiblement très émue de participer à cette aventure. Quant à l'auteur de polars à succès, Franck Thilliez, il ne quitte plus Florent Sebbane, chercheur spécialiste de la peste. Les puces seront-elles le sujet de son prochain thriller ? Quel lien unit donc tous ces personnages ? Un Nord chevillé au corps comme la marque indélébile du BCG et une envie non feinte d'épauler, d'apporter leur soutien à l'Institut Pasteur de Lille.
Dans *La passion d'épauler*, Albert Calmette, qui parle à la première personne sous la plume du professeur Philippe Scherpereel, montre toute sa puissance de travail et la force de son engagement qui résonne toujours dans notre actualité. Comme autant de petites pierres sur son chemin, la plume de Marie-José Hermant et l'œil du photographe Sam Bellet

esquissent des portraits tout en nuance des acteurs de la vie d'aujourd'hui. *« Les personnalités se sont toutes montrées remarquablement enthousiastes avec le projet et se sont rendues disponibles très vite malgré des emplois du temps souvent chargés. Chacune a finalement livré quelque chose d'elle-même, quelque chose de souvent émouvant et d'intime, quelque chose qu'elle n'avait parfois même jamais révélé. Le résultat va au-delà de nos espérances. »* a expliqué Marie-José Hermant.

Plusieurs personnalités présentes ont d'ailleurs chaleureusement salué ce travail de mise en mots et en lumière. Curieux, les artistes ont profité de l'occasion pour pousser la porte des laboratoires. *« Quand je vais dire à ma femme que j'ai vu le spectroscope de masse dont on parle toujours dans la série les experts, je vais passer pour un héros,* s'amuse Michel Quint. *Plus sérieusement, quand on voit de près ce travail, on ne peut qu'être convaincu de son utilité.» « Et convaincu de l'importance de financer la recherche. »* poursuit Jef Aérosol.

Alors pour financer la recherche de l'Institut Pasteur de Lille, tout en partant à la découverte du parcours extraordinaire d'Albert Calmette et de 90 portraits sensibles d'acteurs de la société civile qui font la richesse et l'aura de la région Nord-Pas-de-Calais, il suffit d'acheter *La passion d'épauler*.

Premier directeur de l'Institut Pasteur de Lille, Albert Calmette (1863-1933) fut un homme d'une envergure exceptionnelle. À l'occasion du 150e anniversaire de la naissance de celui qui découvrit avec Camille Guérin le vaccin contre la tuberculose (le BCG), l'institut lillois lui rend un épatant hommage à travers ce magnifique ouvrage dans lequel 90 personnalités régionales dévoilent ce qui les rapproche de l'illustre personnage et des valeurs de l'Institut Pasteur.

Né à Nice d'un père chef de cabinet du préfet des Alpes-Maritimes, le petit Albert Calmette a 2 ans quand il voit sa mère mourir de la tuberculose. Cruelle fatalité ? Pas vraiment. L'adolescent qu'il devient souhaite faire carrière dans la Marine. Mais, comme dit l'aphorisme, nul n'échappe à son destin. Élève au lycée de Brest où il prépare le concours de l'École navale, il est rattrapé par une épidémie de typhoïde. Il manque d'en mourir. Affaibli, il décide de s'orienter vers la médecine navale. Devenu médecin, il parcourt le monde avec

une seule philosophie : sauver son prochain. Il est consterné par la misère et les maladies contagieuses qui déciment les populations indigènes.
À la fin du XIXe siècle, les trois quarts de la planète sont, en effet, victimes d'infections mortelles. En France, le Nord-Pas-de-Calais est touché de plein fouet. Lille est frappée par une épouvantable épidémie de diphtérie. Louis Pasteur conseille aux édiles de la ville de créer un laboratoire d'hygiène. Celui-ci voit le jour provisoirement en 1895, dans la Halle aux Sucres. Albert Calmette en devient le premier directeur. Il n'hésitera pas à mettre la main à la poche pour bâtir l'actuel bâtiment du boulevard Louis XIV inauguré en 1899. À Lille, l'homme est témoin des ravages de la tuberculose qui frappe les populations ouvrières démunies qui vivent dans des taudis. Il se lance dans la quête d'un vaccin. Il lui faudra treize années de recherche, menées avec le vétérinaire Camille Guérin, pour aboutir au BCG, le bacille Calmette-Guérin. Humaniste, il ne dépose pas de brevet. Le vaccin, découvert à Lille en 1921, sauvera des millions de personnes à travers le monde.
Ce n'est pas sa seule réussite. Doté d'un charisme rare, doué d'une force de travail hors du commun, il traque la misère et les souffrances. Il court le monde et va de congrès en congrès. Il n'a de cesse de trouver des solutions pour améliorer le sort de l'humanité. Son extraordinaire activité scientifique se double d'une générosité illimitée. Il fait don des bénéfices récoltés grâce à la vente des sérums antivenimeux pour permettre l'achèvement du bâtiment du boulevard Louis XIV.
Aujourd'hui, les chercheurs lillois marchent toujours sur les traces de leur prestigieux prédécesseur, tous mobilisés à poursuivre l'engagement humaniste de l'homme généreux et visionnaire qui l'a dirigé en premier. Totalement indépendant de son cousin parisien, l'Institut Pasteur de Lille doit chaque année trouver 75 % de son financement par ses propres moyens. Aussi, tous les fruits de la vente de ce très beau livre seront reversés au profit de la fondation Institut Pasteur[15].

---

[15] Frédérick Lecluyse, *La Voix du Nord*, 2014.

Calmette et des correspondances

En cette communication, dans le contexte de la vie et de l'œuvre d'Albert Calmette, sont présentés des documents inédits concernant son activité à Lille et à Paris, notamment lors de la découverte du BCG. La correspondance avec le Dr Roux révèle une affectueuse amitié entre le maître et son élève. Parmi les disciples directs de Pasteur, l'attachante personnalité d'Albert Calmette résume tous les caractères qui définissent, selon Maurice de Fleury, les « pastoriens ». Afin de mieux situer les documents inédits que nous présentons, dans le contexte de sa vie et de son œuvre, il faut considérer trois époques dans sa carrière : l'époque coloniale (1883-1895), puis la maturité à l'Institut Pasteur de Lille (1895-1919) et enfin la dernière phase comme sous-directeur de l'Institut Pasteur de Paris (1919-1933).

Le 23 mai 1895, Calmette reçoit, à Lille, cette lettre de René Vallery-Radot : *« Cher Docteur, c'est au retour d'un voyage en Bourgogne que j'ai trouvé votre très affectueuse lettre. M. Pasteur a exprimé, il y a une quinzaine de jours à M. Bizet, ses regrets de ne pouvoir assister à l'inauguration des nouvelles facultés de Lille. Il lui adressait des remerciements aussi vifs que ses regrets. Je suis allé, votre lettre à la main, me faire l'interprète de votre désir auprès de M. Pasteur et de M. Roux qui, tous deux, ont désigné pour représenter l'Institut Pasteur aux fêtes universitaires de Lille, le Dr Martin. C'est au Dr Martin, qui a le titre de préparateur, que les invitations officielles pourront être adressées. J'ai songé également et séance tenante à répondre à votre second désir ; le bibliothécaire Rouselle prélèvera sur tous les doubles de l'Institut Pasteur l'envoi qui vous est destiné. Il sera impossible, malheureusement, de vous envoyer les œuvres complètes de M. Pasteur. Certains ouvrages sont absolument épuisés, mais vous aurez le maximum des communications retrouvables. M.*

Pasteur remettra à votre frère une médaille en argent semblable à la médaille en bronze que vous avez reçue. C'est un souvenir que M. Pasteur tient à donner à celui qui a été le grand initiateur du mouvement généreux dont les derniers flots arrivent encore rue Dutot. Vous voyez la place que vous et lui vous avez toujours et vous conservez à jamais dans cette grande maison. Hier, à l'assemblée de l'Institut Pasteur, M. Roux, dans un rapport qui sera inséré prochainement au Journal officiel, a parlé avec grands éloges de ce que vous appelez modestement une contribution à l'étude des venins. Je vous remercie de m'avoir envoyé ces précieux documents et je vous exprime, cher Docteur, les plus affectueux souvenirs de la rue Dutot et de la rue de Grenelle. R. Vallery-Radot. »

Il faut noter ici la grande reconnaissance de l'Institut Pasteur pour Gaston Calmette qui a eu l'idée de lancer une souscription nationale par son journal, *Le Figaro*.

A Lille, quatre sujets principaux absorbent, en plus de ses tâches administratives et de la chaire de bactériologie, et d'hygiène à la Faculté de médecine, toute l'activité d'Albert Calmette.

D'une part, l'ankylostomiase, maladie des mineurs, qui sera traitée magistralement dans un livre publié avec M. Breton. Il publie également sur l'épuration biologique et chimique des eaux d'égout.

D'autre part, il s'attaque à l'étude expérimentale de la tuberculose qui aboutira à la découverte du BCG et il continue ses recherches sur la sérothérapie antivenimeuse qui seront résumées dans un traité en 1907.

Pasteur Vallery-Radot raconte : *« Comme des fenêtres de l'appartement de Pasteur, Saenz, enfant, s'amusait à contempler des matinées entières, Calmette, qui dans le grand laboratoire, manipulait ses serpents venimeux avec une habileté et un courage qui l'émerveillaient ».*

Un jour pourtant de septembre 1901, Calmette, à Lille, est mordu par un trigonocéphale. Il se fait injecter du sérum antivenimeux, mais la plaie s'infecte et on doit l'amputer de la première phalange de l'annulaire droit.

M. Roux, informé, lui écrit le 18 octobre 1901 : *« Mon cher Calmette, je viens de rentrer à Paris et j'apprends qu'on vous a amputé le doigt mordu par un cobra. Je viens vous dire combien je regrette que cet horrible animal vous ait si mal arrangé. Donnez-moi de vos nouvelles et venez nous voir bientôt. Je vous embrasse cordialement. Docteur Roux. Mes hommages à Mme Calmette. Mes baisers aux enfants. Je reçois à l'instant la dépêche ci-jointe que je vous transmets. Remerciez ces excellents Espagnols, c'est bien gentil de leur part. A vous. Dr Roux. »*

Le 12 mars 1910, Calmette qui, en plus de ses fonctions à Lille, trouve le temps de réorganiser de 1909 à 1912, l'Institut Pasteur d'Algérie avec Edmond Sergent, au retour d'un de ses voyages, reçoit cette lettre de Roux qui le résume tout entier : *« Mon cher Calmette, ce que vous me dites du fonctionnement du nouveau laboratoire et des services qu'il rend en Algérie me satisfait beaucoup. Il faut, en se mettant à la disposition des médecins et des vétérinaires, leur prouver que, pour eux, l'Institut est un collaborateur indispensable. De plus, il est nécessaire d'entreprendre l'étude des principales maladies humaines et animales du pays. Une lettre que j'ai reçue récemment de Sergent me montre qu'il est entré résolument dans cette voie, surtout de la rigueur dans les expériences. J'ai vu Ch. Nicolle de Tunis. Nous avons longuement causé des recherches qu'il a entreprises, il est sur la bonne piste et j'espère qu'il fera avancer cette année la question du typhus exanthématique et celle du bouton de Gafsa. Nous avons aussi parlé de la fièvre de Malte, il a très souvent réussi à isoler le microbe chez les animaux et ne regarde pas comme suffisante la constatation de l'agglutination par les humeurs d'un animal, pour justifier des mesures de police sanitaire contre lui. Je n'ai rien de neuf, toujours le même amoncellement d'affaires, la liquidation Osiris touche à sa fin, je pense en terminer en avril. Je vous recommande dans l'établissement du budget une grande économie tout en donnant à chacun des satisfactions raisonnables. Organisez fortement et avec un contrôle incessant le service antirabique, celui des vaccins qui ont donné lieu à tant de plaintes autrefois. À bientôt, mon cher ami, en attendant je vous embrasse cordialement. Dr Roux. Amitiés à Sergent, à Bridère et à Nègre. Et l'homme des levures, vous êtes-vous arrangé avec lui ? Répétez bien à tout ce personnel que l'entente la plus cordiale doit exister entre les membres de*

l'Institut et que la règle de conduite de chacun est : faire de la bonne besogne scientifique. »
Quelques années plus tard, un drame familial bouleverse Albert Calmette. Le 16 mars 1914, son frère Gaston, directeur du *Figaro*, est abattu à coups de revolver par la femme de Joseph Caillaux, ministre des Finances.
Roux, le 17, fait parvenir alors à Calmette cet émouvant message : *« 17 mars, 7 h et demie. Mon cher ami, j'apprends que vous couchez ce soir boulevard de Courcelles, je vous adresse ce mot pour vous dire combien je partage votre douleur et combien je voudrais vous embrasser. J'ai essayé de vous joindre toute la journée sans y parvenir. Je suis à votre entière disposition. Tous les miens et tous les camarades de l'Institut se joignent à moi pour vous plaindre et vous dire : soyez courageux comme le cher disparu. Votre. Dr Roux. »*
Peu de temps après, la Première Guerre mondiale éclate. Calmette, qui a été placé hors cadres dans le corps de santé des colonies, a alors le grade de médecin inspecteur. C'est ainsi que durant les quatre années d'occupation, il rend de grands services dans les hôpitaux militaires auxiliaires tout en continuant ses recherches. Il subit de multiples vexations de la part des autorités allemandes. Mme Calmette est envoyée comme otage pendant sept mois au camp de Holzminden dans le Hanovre et lui-même, qui se servait de vieux pigeons voyageurs pour inoculer le bacille de la tuberculose aviaire, ne doit qu'à l'intervention du Pr R. Pfeiffer de ne pas être accusé d'espionnage.
C'est à Lille, en 1900, que Calmette avec Guérin, vétérinaire, entreprend ses premières études expérimentales sur la tuberculose. L'histoire de la découverte du BCG illustre la phrase de Buffon : *« Le génie est une longue patience. »*
C'est la souche bovine « lait Nocard » qui est repiquée tout d'abord sur une pomme de terre glycérinée. Mais, se présente alors une première difficulté : les colonies ainsi obtenues sont rugueuses, difficilement émulsionnables, et Calmette veut inoculer des unités bacillaires. Il raconte dans ses souvenirs inédits : *« Nous nous sommes servis de la bile de bœuf pour émulsionner nos cultures et nous eûmes l'idée d'accoutumer les bacilles bovins virulents à croître dans des milieux saturés de bile pour les rendre plus aisément émulsionnables. C'est tout à*

fait par hasard qu'à partir de 1908, nous nous aperçûmes que les cultures successives ainsi faites sur milieux biliés perdaient progressivement leur virulence. L'idée nous vint alors de poursuivre sans interruption ces cultures sur bile pour essayer de créer artificiellement une race de bacilles dont l'atténuation pût être poussée à notre gré et fixée au degré voulu pour qu'on pût les utiliser comme un vaccin virulent inoffensif. »
La souche est repiquée tous les 15 jours. En 1912, Calmette et Guérin obtiennent des résultats spectaculaires chez les bovidés. En 1920, paraît son livre magistral *L'infection bacillaire et la tuberculose*. En 1921, 13 ans après la première culture, après 230 passages, la souche de Calmette et Guérin est devenue stable, c'est le BCG.
La première vaccination humaine s'est effectuée en juillet 1921, à la demande du Dr Weil Hallé, chez un nouveau-né dont la mère, tuberculeuse, vient de mourir et qui vit avec sa grand-mère, également phtisique. L'enfant reçoit trois doses de 6 mg de BCG par voie buccale. La technique de Calmette, qui vaccine les premiers jours après la naissance avec trois doses de 1 cg, s'est modifiée par la suite. C'est ainsi que sont employés, plus tard, la voie sous-cutanée, intradermique, les scarifications. La vaccination buccale à haute dose au Brésil a donné des résultats surprenants. Aujourd'hui, le BCG est aussi mis en œuvre contre la lèpre et comme adjuvant de l'immunité en cancérologie. En avril 1930 se produit le drame de Lübeck, dû à la contamination de la souche vaccinale par un bacille tuberculeux virulent. (De 1930-1932, 71 enfants de la ville de Lübeck décèdent, à la suite de l'inoculation d'un vaccin préparé en Allemagne avec une souche de BCG délivrée par l'Institut Pasteur. Le procès qui a lieu en Allemagne innocente le vaccin BCG, mais Calmette sort profondément marqué par ce drame).
Le 5 juin, Calmette écrit au Dr Saenz, assistant à l'Institut Pasteur, père de l'auteur, qui revient d'Amérique du Sud : *« Mon cher ami, tout le monde au laboratoire se fait une fête de vous revoir ! Vous avez dû apprendre les accidents de Lübeck à propos du BCG. On s'est trompé là-bas au laboratoire de Deycke et on a fait avaler une culture de tub. virulente à 246 enfants. Il en est déjà morts 26 et 60 sont très malades. C'est une méprise horrible, mais elle a été l'occasion de la part des savants allemands d'une belle manifestation en faveur du BCG.*

De sorte qu'en fin de compte, c'est lui qui triomphe. Vous lirez tous les articles publiés à ce sujet. À très bientôt, mon cher Saenz, je vous embrasse de tout cœur ainsi que votre délicieuse femme et Bochita. Votre. Dr A. Calmette. »
Lettre de M. Calmette à mon père en 1930, de retour de voyage, lors du drame de Lübeck.
(Saenz A. & Boisvert H., communication présentée à la séance du 10 décembre 1983 de la Société française d'histoire de la médecine).
Calmette fait allusion ici à la probité scientifique des savants allemands Bruno et Ludwig Lange, nommés par la commission d'enquête, qui ont démontré qu'il s'était produit une contamination de la souche vaccinale avec une souche virulente H 29, isolée d'une coxalgie tuberculeuse. Par un heureux hasard, cette souche a la propriété de présenter une légère fluorescence verdâtre qui la distingue aisément du BCG, et cette souche a été isolée des enfants morts.
Malgré cette victoire, qui est ratifiée quelques mois après au congrès d'Oslo, Calmette se sent fatigué. Les souffrances morales du drame de Lübeck, les travaux, les voyages, les conférences, cette vie active et généreuse où il s'est dépensé sans mesure, ont miné l'organisme d'Albert Calmette. En 1931, des troubles digestifs commencent. Le 22 octobre 1931, il écrit au Pr Saenz Sr : *« Mon cher ami, je vais vraiment beaucoup mieux et je pense qu'il est tout à fait inutile de déranger Pasteur V. R. J'ai mangé à midi quelques-uns de vos superbes fruits dont je remercie Madame Saenz et vous. Je m'en suis tenu là et je vais boire de l'eau lactée. Merci pour le journal. A vous de tout cœur. Dr A. Calmette. La douleur épigastrique est presque dissipée. »*
Cet avis n'est pas suivi par le Pr Saenz père, qui demande une consultation au Dr Pasteur Vallery-Radot qui l'examine aussitôt. Le lendemain, le 23 octobre 1931, Calmette lui écrit de Jouy : *« Mon cher ami, j'envoie ma voiture pour que vous donniez à René les commissions à faire chez le pharmacien. Il en rapportera les drogues et le papier de Pasteur V. R. que vous avez conservé. J'ai passé une bonne nuit, dites-le à M. Roux et à tous nos charmants camarades qui se sont si fort inquiétés de ma santé hier soir. Je vais beaucoup mieux, la douleur en ceinture a disparu. Je n'ai plus qu'une légère*

douleur épigastrique qu'exagère la pression. Je vais rester tranquille chez moi à Jouy et si j'ai faim je ne mangerai que des fruits. Par conséquent, ne vous inquiétez pas. Amitiés à votre chère femme, baisers aux enfants, et de tout cœur à vous... »
Calmette aime beaucoup, à Jouy-en-Josas, la villa Marguerite Bourget et, pour être près de son maître, Saenz a loué l'Endos des Metz où son fils passe ses vacances de 1930 et 1931.
En juillet 1932, Calmette rédige *Quelques notes sur ma vie et ma carrière pour mes fils et petits-enfants*, restées inédites.
Dix-huit jours avant sa mort, le 11 octobre 1933, Calmette, qui s'intéresse aux études du jeune Saenz au lycée Buffon et qui ne manque pas de lui envoyer d'affectueuses cartes postales, a la bonté de lui dédicacer les œuvres complètes de J.H. Fabre. Et l'œuvre de l'homme de Sérignan marque si bien celui-ci qu'en plus de sa carrière, médicale et de bactériologiste, il est aussi maintenant professeur adjoint d'entomologie à la Faculté des sciences de Montevideo.
Le 26 octobre, vers 2 heures du matin, Saenz est appelé d'urgence par Mme Calmette. Il trouve M. Calmette respirant à peine, le visage douloureux, qui lui dit : *« Mon petit, je suis perdu. Pensez à ma femme, ne repartez pas en Amérique. Luttez pour le BCG. »* Pasteur Vallery-Radot et le chirurgien Gosset pensent à une perforation de la vésicule biliaire, mais, à cette époque, l'âge du malade écarte toute intervention.
On cache à M. Roux la gravité de la situation. Il est lui-même très malade. Le 27, il écrit à Calmette : *« Mon cher ami, nous n'avons pas de chance, nous voici tous les deux malades. Vous avez de nouveau une bronchite et le temps est mauvais, et humide. Soyez prudent, ne sortez pas de votre lit tant que vous serez fébrile. Je voudrais pouvoir aller vous voir. Hier, je me suis endormi vers 9 heures et je me suis éveillé à minuit, sans avoir rien pris. J'espérais que cette bonne nuit annonçait une bonne journée. Pas du tout, la matinée qui avait enchanté les médecins a été troublée par des battements de cœur détestables avec angoisses continuelles. Quand on croit avoir fait un pas en avant, on en fait deux en arrière. Enfin, soyons patients et espérons. Je vous embrasse, faites-moi donner chaque jour de vos nouvelles. Dr Roux. »*
Le 29 octobre, Albert Calmette meurt dans les bras de sa femme, entouré de tous ses collaborateurs qui l'ont veillé jour et

nuit. On est obligé de prévenir M. Roux et celui-ci, qui va mourir le 3 novembre et qui est de plus en plus malade, a encore des forces pour écrire à Mme Calmette ces quatre lignes, à peine lisibles : *« Chère amie, je ne puis ni penser, ni écrire, ni parler, et j'en ai tant de motifs. Je vous embrasse. Dr Roux. »*

La perte de ces deux maîtres de l'épopée pastorienne, dont la vie et l'œuvre restent à jamais un exemple, doit recueillir pour toujours la reconnaissance des générations futures de la France et de l'Humanité.

Pierre Paul Émile Roux, né le 17 décembre 1853 à Confolens dans le département de la Charente et mort le 3 novembre 1933 à Paris, est un médecin, bactériologiste et immunologiste français. Il a été un des plus proches collaborateurs de Pasteur (1822-1895), et a fondé avec lui l'Institut Pasteur. Il a découvert le sérum antidiphtérique, la première thérapie efficace contre cette maladie. Sa famille, tant du côté de son père que du côté de sa mère, est originaire de Confolens. À la mort de son père, principal du collège de Confolens, le jeune Émile Roux est élevé par sa sœur aînée et son mari. Il étudie à Aurillac et au Puy-en-Velay. Il obtient son baccalauréat à Clermont-Ferrand en 1871. Il meurt le 3 novembre 1933, quelques jours après Calmette. Le 9 novembre ont lieu ses funérailles nationales.

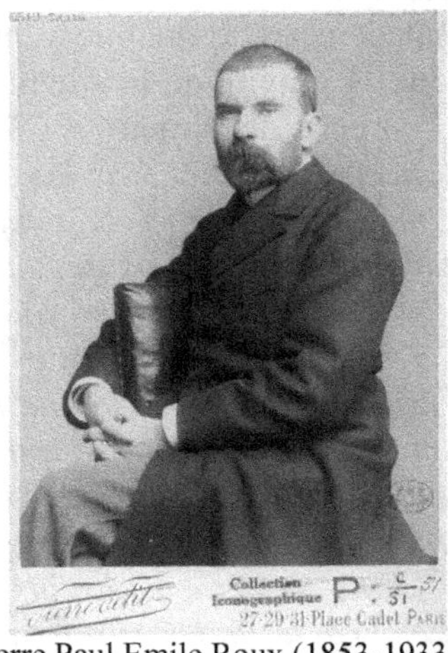

Pierre Paul Emile Roux (1853-1933)[16].

[16] Bibliothèque interuniversitaire de Santé, Paris, 2015.

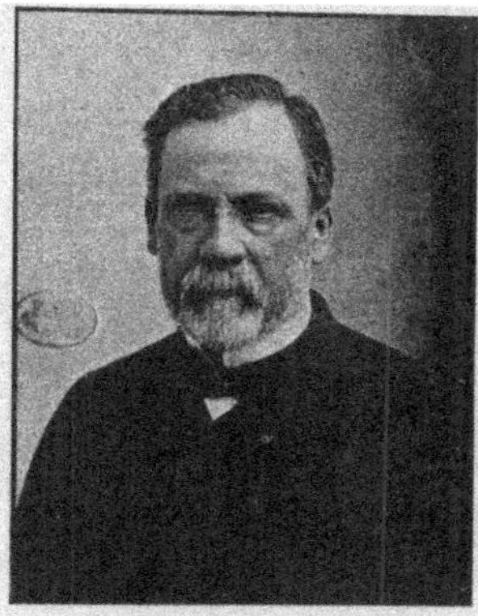

Louis PASTEUR
le père de la médecine moderne, guérisseur de la rage
créateur de la Bactériologie. 1822-1895.

Louis Pasteur (1822-1895) [17].

[17] Bibliothèque interuniversitaire de Santé, Paris, 2015.

Calmette et Yersin

Il existe un programme doctoral Calmette et Yersin (bourses).
Objectif :
La division internationale de l'Institut Pasteur finance chaque année un à deux scientifiques pour promouvoir et faciliter la réalisation de leurs thèses au sein d'un institut du réseau international des Instituts Pasteur (RIIP) hors France métropolitaine. La thématique du stage peut porter sur toutes les thématiques développées dans les laboratoires des instituts du RIIP.
Financement :
Le financement sous la forme d'un contrat local à durée déterminée avec charges sociales couvre les frais de séjour et d'assurance (1400 euros net par mois) pour une durée de 3 ans, et un billet par an aller et retour (pays d'origine/lieu de stage).
Critères d'éligibilité :
Ce programme doctoral vise à promouvoir la mobilité. Le stage de doctorat sera donc réalisé dans un institut du RIIP hors du pays d'origine et hors du pays dans lequel les études universitaires ont été réalisées.
Le candidat doit être titulaire d'un Master 2 (ou diplôme équivalent) ou d'un doctorat en médecine, sciences (vétérinaire ou autre), et / ou de pharmacie. Les candidats ayant déjà commencé leur thèse ne peuvent pas postuler. Nationalité: ouvert à tous.
La date limite de candidature est fixée annuellement. Procédure d'évaluation :
Un comité de sélection décidera de l'attribution du financement pour 3 ans en fonction de la pertinence du projet, des objectifs du stage et du dossier des candidats.
La première étape consiste à trouver un laboratoire d'accueil dans le RIIP. Avant de soumettre sa candidature, le candidat

doit impérativement définir, conjointement avec son laboratoire d'accueil, son projet scientifique et sa date de début de stage.

Alexandre Émile John Yersin, né le 22 septembre 1863 à Aubonne dans le canton de Vaud et mort le 28 février 1943 à Nha Trang, en Indochine française, est un médecin bactériologiste et explorateur franco-suisse. On lui doit notamment la découverte du bacille de la peste (Yersinia pestis), la préparation du premier sérum anti-pesteux et l'étude de la toxine diphtérique. À Saigon, Calmette et Yersin se rencontrent pour la première fois. C'est Roux qui, sur le conseil de Pasteur, a organisé leur rendez-vous.
Marin, médecin, baroudeur, cet oublié de l'histoire aura fait de sa vie une folle aventure scientifique et humaine. *« La pensée de Yersin est pragmatique, expérimentale, il a besoin de voir et de toucher, de manipuler, de construire des cerfs-volants. »* (Patrick Deville. *Peste et Choléra*)

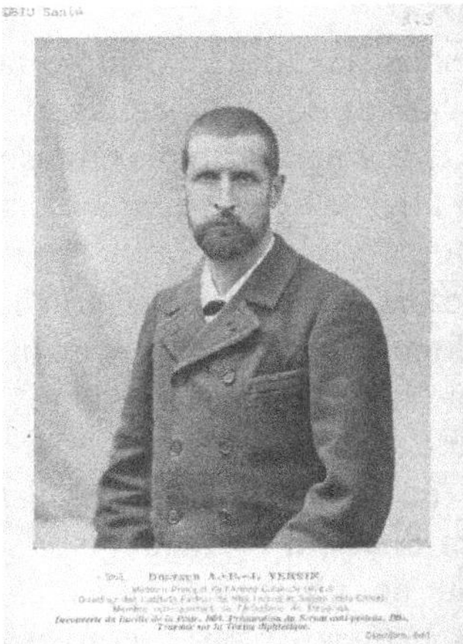

Dr A. E. J. Yersin (1863-1943) [18].

[18] Bibliothèque interuniversitaire de Santé, Paris, 2015.

Calmette et Jouy-en-Josas

par les Drs Henri Lamendin & Xavier Riaud

La propriété dite « Bourget-Calmette » appartient à la fin du XIXe siècle à la famille de notables, les Bourget. Marguerite Bourget, héritière du parc et du château, devient, en 1914, infirmière major et dirige une dizaine d'infirmières, toutes de bonne famille. C'est assez naturellement que Melle Bourget met sa propriété ā la disposition des autorités pour en faire un hôpital militaire et fait construire une extension pour augmenter la capacité d'accueil.

À la mort de Marguerite Bourget, l'ensemble est légué à l'Institut Pasteur pour y loger des pastoriens retraités ou âgés.

Albert Calmette (1863-1933), ancien médecin pour le compte de la marine, a mis en place l'institut bactériologique de Saigon. De retour en France, il décide de fonder l'Institut Pasteur de Lille. Il commence alors ses recherches, notamment sur la sérothérapie antivenimeuse et antipesteuse. Au fil de ses travaux, il finit par découvrir, avec Camille Guérin, le vaccin préventif de la tuberculose, appelé le BCG (pour Bacillum Calmette-Guérin). Il meurt quelques années après son entrée à l'Académie des sciences. Albert Calmette aimait à se promener dans le parc et les jardins de la propriété, où il bavardait longuement avec son jardinier. Il avait fait restaurer et aménager le château à ses frais. Il a été enterré, comme il en avait exprimé le désir, dans un coin de son parc, près de ses roses qu'il aimait particulièrement. La propriété, aujourd'hui une école de musique, est signalée, à son entrée, par un médaillon en bronze d'Albert Calmette. Quant à Camille Guérin, il a été inhumé au cimetière de Châtellerault (86) (Philippe Landru).

Samedi 14 décembre 2013 a eu lieu la cérémonie d'hommage à Albert Calmette pour le 150ème anniversaire de sa naissance. Dans le parc de la propriété « Bourget-Calmette » à Jouy-en-

Josas, où le Dr Calmette et son épouse reposent, cette cérémonie s'est déroulée en présence des familles Calmette et Guérin, et plus particulièrement de Sylvain Thénault-Guérin, arrière-petit-fils de Camille Guérin et de Didier Juvin-Calmette, arrière-petit-fils d'Albert Calmette.

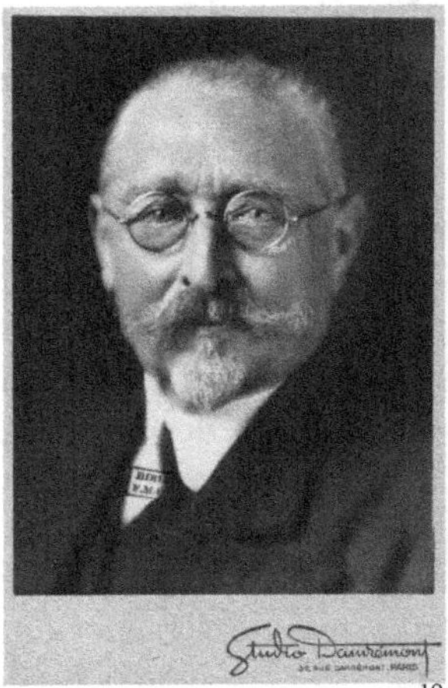
Camille Guérin (1872-1961)[19].

Camille Guérin est un vétérinaire et biologiste français, né le 22 décembre 1872 à Poitiers et mort le 9 juin 1961 à Paris. Avec le Dr Calmette, il est l'inventeur du BCG, vaccin antituberculeux. En 1919, Guérin est devenu chef de service à l'Institut Pasteur de Lille. Il prend, en 1928, la direction du service de la tuberculose à l'Institut Pasteur de Paris. En 1939, il devient vice-président du Comité national de défense contre la tuberculose. En 1948, il est président du premier congrès international du BCG et, en 1951, président de l'Académie de médecine. En 1955, il reçoit le grand prix de la recherche scientifique de l'Académie des sciences.

[19] Bibliothèque interuniversitaire de Santé, Paris, 2015.

Arrêt du B.C.G.

par les Drs Henri Lamendin & Xavier Riaud

Sur le site Internet www.sante.gouv.fr du ministère de la Santé, est paru le texte suivant, en date le 13 juillet 2009, que nous reproduisons fidèlement : *« Le BCG (Bacille de Calmette et Guérin) est le vaccin destiné à protéger contre la tuberculose. Suite à l'arrêt de la commercialisation du vaccin BCG par multipuncture (Monovax®) en décembre 2005, le seul vaccin BCG distribué en France depuis 2006 est le vaccin BCG SSI® (Staten Serum Institute de Copenhague) par voie intradermique. »*

« La protection conférée par le BCG est une prévention primaire qui vise à infecter le sujet avec un vaccin vivant atténué avant le premier contact infectant avec Mycobacterium tuberculosis. Cette vaccination a pour but principal de protéger les jeunes enfants des formes graves de la tuberculose précoce, méningites tuberculeuses et miliaires en particulier. L'efficacité du vaccin BCG est estimée entre 75 et 85 % pour les formes graves du nourrisson et du jeune enfant, notamment méningite et tuberculose disséminée, et entre 50 et 75 % pour la tuberculose de l'adulte. Il ne permet donc pas d'empêcher la transmission de la maladie et d'enrayer l'épidémie mondiale. »

« En 1949, la France a adopté le projet de loi sur l'obligation du BCG. Le 30 juin 2004 (Décret 30-0604), seule la primo vaccination demeurait obligatoire, avant l'entrée en collectivité chez l'enfant, ou dans le cadre d'une profession exposant au risque chez l'adulte.

Ce caractère obligatoire et généralisé de la vaccination par le BCG a fait l'objet de débats, notamment en 2006, du fait des limites d'efficacité de ce vaccin, des effets indésirables plus nombreux avec la forme intradermique et de la baisse d'incidence de la tuberculose en France qui satisfait les critères

proposés par l'Union internationale contre la tuberculose et les maladies respiratoires (UNION) permettant d'envisager l'arrêt de la vaccination généralisée des enfants. » « Différentes expertises scientifiques et éthiques ainsi qu'une audition publique ont recommandé une levée de l'obligation vaccinale et une recommandation forte de vaccination pour les enfants les plus exposés.
Le 9 mars 2007, le Comité technique des vaccinations et le Conseil supérieur d'hygiène publique de France (CSHPF) a émis un avis recommandant la suspension de l'obligation vaccinale par le BCG et un régime de recommandations fortes pour les enfants les plus exposés à la tuberculose. »
« L'obligation de vaccination par le BCG chez l'enfant et l'adolescent a donc été suspendue au cours de l'été 2007. Cette décision fait suite aux expertises scientifiques et aux recommandations du CSHPF. Elle a été rendue possible par l'élaboration et le lancement du programme national de lutte contre la tuberculose. La revaccination ainsi que les tests tuberculiniques systématiques de contrôle n'ont pas lieu d'être pratiqués (arrêté du 13 juillet 2004 relatif à la pratique de la vaccination par le vaccin antituberculeux BCG et aux tests tuberculiniques). »
Depuis le 9 mars 2007, voici les nouvelles normes de vaccination préconisées. L'évolution de l'incidence de la tuberculose en France, pour une population de 100 000 personnes, s'est vue diviser par 3 de 1972 à 2005.
« La vaccination BCG est fortement recommandée chez les enfants à risque élevé de tuberculose, qui répondent au moins à l'un des critères suivants :
- enfant né dans un pays de forte endémie tuberculeuse ;
- enfant dont au moins l'un des parents est originaire de l'un de ces pays ;
- enfant devant séjourner au moins un mois d'affilée dans l'un de ces pays ;
- enfant ayant des antécédents familiaux de tuberculose (collatéraux ou ascendants directs) ;
- enfant résidant en Île-de-France ou en Guyane ;
- enfant dans toute situation jugée par le médecin à risque d'exposition au bacille tuberculeux notamment enfants vivant dans des conditions de logement défavorables (habitat précaire

ou surpeuplé) ou socio-économiques défavorables, ou précaires (en particulier parmi les bénéficiaires de la CMU, CMUc, AME, ...), ou en contact régulier avec des adultes originaires d'un pays de forte endémie. »
« Chez ces enfants à risque élevé de tuberculose, la vaccination BCG doit être réalisée au plus tôt, si possible à la naissance ou au cours du premier mois de vie, sans nécessité d'IDR à la tuberculine préalable. Chez des enfants appartenant à l'une de ces catégories à risque élevée et non encore vaccinés, la vaccination doit être réalisée jusqu'à l'âge de 15 ans. L'intradermoréaction (IDR) à la tuberculine préalable à la vaccination doit être réalisée à partir de l'âge de 3 mois afin de rechercher une infection liée à une contamination après la naissance. »
« Le Conseil supérieur d'hygiène publique de France, dans son avis du 9 mars 2007, recommande que lors de la consultation de prévention du 4ème mois de grossesse, l'évaluation du risque de tuberculose et l'indication de la vaccination BCG soient systématiquement abordés avec les parents, et que lors de la consultation du 8ème jour après la naissance, une discussion sur l'indication du BCG ait lieu avec mention de la décision dans le carnet de santé (pages relatives à la surveillance médicale). »
« Dans l'attente d'un avis complémentaire des experts, les professionnels et étudiants des professions de santé à caractère sanitaire visés aux articles L3112-1, R3112-1C et R 3112-2 du code de la santé publique demeurent soumis à l'obligation vaccinale par le BCG. »

- Contre-indications à la vaccination par le BCG-SSI
« Le vaccin BCG SSI® ne doit pas être administré en cas d'hypersensibilité à l'un de ses composants. La vaccination doit être différée en cas de fièvre ou de dermatose infectieuse généralisée.
Le vaccin BCG SSI® est également contre-indiqué pour les personnes recevant des corticoïdes par voie générale ou un traitement immunosuppresseur (y compris la radiothérapie), les personnes souffrant d'affections malignes (par exemple lymphome, leucémie, maladie de Hodgkin ou autres tumeurs du système réticulo-endothélial), les personnes atteintes d'immunodéficiences primaires ou secondaires, ainsi que les

personnes infectées par le VIH (incluant les enfants nés de mère infectée par le VIH). Le vaccin BCG SSI® ne doit pas non plus être administré aux patients recevant un traitement prophylactique antituberculeux. »

- Technique d'injection

« L'injection du vaccin BCG SSI® doit se faire par voie intradermique stricte. Le site d'injection recommandé (pour tous les groupes d'âge) est la région deltoïdienne du bras. Chez les nourrissons de moins de 12 mois, la dose recommandée est de 0,05 ml de vaccin reconstitué. Chez les enfants de plus de 12 mois et les adultes, la dose recommandée est de 0,10 ml de vaccin reconstitué.

L'administration intradermique du BCG est délicate chez le nouveau-né et le nourrisson. » « La réponse habituelle après vaccination est l'apparition d'une papule au point d'injection suivie parfois d'une induration pouvant ulcérer quelques semaines plus tard et cicatriser spontanément après quelques mois, sans aucun soin particulier. Cette vaccination peut également induire le développement d'un ganglion lymphatique régional de moins de 1 cm. »

- Effets secondaires du BCG-SSI

« Liée à la technique d'injection, l'erreur la plus fréquente consiste à injecter le vaccin trop profondément (SC, IM) ou à administrer une dose trop élevée par rapport à celle préconisée selon l'âge du patient. Il en résulte des abcès au point d'injection, des adénopathies locorégionales, évoluant parfois vers la fistulisation. Chez le sujet immunocompétent, les ulcérations locales post-BCG sont bien connues et surviendraient dans 1 à 2 % des cas (avec ou sans adénite satellite). » « Leur évolution peut se prolonger sur plusieurs mois, mais elles finissent par guérir sans séquelles, si ce n'est la cicatrice. Parmi les réactions systémiques, ostéites et « bécégites infectieuses généralisées » ont été rarement rapportées. Traditionnellement observée chez les enfants présentant un déficit immunitaire sévère, la bécégite généralisée a été signalée de deux à cinq fois pour un million de vaccinés. Les effets indésirables doivent être déclarés au réseau national des 31 Centres régionaux de pharmacovigilance

(CRPV) dont les coordonnées sont disponibles sur le site Internet de l'Afssaps. »

Epilogue

... Toutefois, quelle que soit l'importance des acquisitions nouvelles de la thérapeutique, il n'est point douteux que la prémunition par le B. C. G. contre l'infection bacillaire est, comme il l'a toujours affirmé, l'arme la plus efficace dans la lutte contre la tuberculose. Tous ceux qui ont vu avec quelle sereine ténacité il a répondu aux attaques personnelles les plus acerbes témoignent de sa certitude, si solidement étayée, du triomphe final de sa doctrine à l'encontre de toutes les oppositions.

Cette certitude, C. Guérin était particulièrement qualifié pour la rappeler dans son discours d'ouverture du Congrès international du BCG en 1948. Konrad Birkhaug (1), chef de service du BCG au State Department of Health de New York l'exprime à son tour en termes émouvants : « Il est très regrettable qu'Albert Calmette ait quitté cette vie en 1933, avant que l'œuvre capitale de sa carrière scientifique ait été reconnue par le monde médical dans son entier. Dans sa lutte pour vaincre la tuberculose, Calmette a souffert de grosses injustices de la part de certains hommes, imbus d'idéaux moins nobles que ceux que lui inspiraient sa rare intelligence, sa personnalité radieuse et son cœur généreux. Les tortures morales qu'il dut subir pendant qu'eut lieu le malheureux procès de Lübeck, pourtant si juste dans ses condamnations, ne seront jamais connues que par un petit groupe d'amis intimes qui, avec leur maître bien-aimé passèrent par ce Gethsémani. Sans doute, l'homme de génie souffre bien plus que les autres, car lui seul peut pleinement comprendre la fragilité du jugement des hommes sans expérience. Mais, ceux d'entre nous qui eurent le privilège de l'approcher avant sa mort savent qu'il a quitté ce monde plein de confiance en la victoire de sa méthode d'immunisation contre la « peste blanche ».

En 1960, cette victoire est consacrée par deux cents millions d'êtres humains vaccinés dans toutes les parties du monde, par le règlement qui rend la vaccination obligatoire pour l'admission des enfants à l'école en France et dans d'autres pays.

Un tel rayonnement suffirait à la pérennité de la mémoire de Calmette. Mais, il reste vivant dans les réalisations accomplies au cours des étapes successives de sa carrière : la sérothérapie antivenimeuse, universellement adoptée, les recherches dont les applications concourent au progrès de l'hygiène sociale et de certaines industries, la création des instruments de travail tels que l'Institut Pasteur de Lille et les laboratoires de la tuberculose à Paris qui en sont les modèles les plus parfaits, l'extension au-delà des mers des filiales de l'Institut Pasteur - il en a été le premier pionnier et le principal animateur -, le développement de l'illustre maison dont son maître Emile Roux l'avait appelé à partager avec lui la direction[20]. « Cette maison, a écrit Pasteur Vallery-Radot (2), qu'ils avaient l'un et l'autre tant aimée, à laquelle ils avaient donné le meilleur de leur esprit et de leur cœur et qu'ils avaient menée, à la suite de Pasteur, aux plus hautes destinées. »

(1) Konrad Birkhaug, Introduction au livre de K. Neuville Irvine, *Théorie et Pratique de la vaccination par le BCG*, qui expose en 1949 les acquisitions essentielles la concernant. Traduit de l'anglais par F. van Deinse en 1950, Masson éditeurs.

(2) Pasteur Vallery-Radot, *Les grands problèmes de la médecine contemporaine*, 1 vol., Flammarion, éditeurs, 1936, p. 64.

[20] Noël Bernard, *La vie et l'œuvre d'Albert Calmette (1863-1933)*, Albin Michel (éd.), Paris, 1961.

Calmette et ses publications

par le Dr Xavier Riaud

Voici le détail de la production littéraire d'Albert Calmette. Elle a été extrêmement fournie. On ne mesure pas l'ampleur de son travail sur la tuberculose et sur le BCG, pour ne citer qu'eux. Certains articles ont été réédités ou publiés à de nombreuses reprises dans plusieurs revues médicales différentes, françaises ou étrangères.

- 1883 :

"Un nouveau système de pulvérisation des liquides", *Archives de médecine navale*, XL, pp. 378-386.

- 1884 :

"Note analytique sur la filaire du sang humain et l'éléphantiasis des Arabes d'après les travaux du Dr Patrick Manson", *Archives de médecine navale et coloniale*, XLII, pp. 456-466.

- 1886 :

Etude critique sur l'étiologie et la pathogénie des maladies tropicales attribuées à la filaire du sang humain / Albert Calmette. Paris : A. Parent, 1886. 47 p. (Thèse de médecine : Faculté de médecine de Paris : 1886. n°233.).

- 1888 :

"La maladie du sommeil et ses rapports avec la pellagre. Observation. Autopsie. Examen histologique des centres nerveux", *Archives de médecine navale*, L, pp. 321-339.

- 1889 :

"Hémoglobinurie d'origine paludéenne. Analyse et observations recueillies à la côte occidentale d'Afrique. Processus anatomo-physiologique de cette affection.", *Archives de médecine navale*, LII, pp. 81-106.

- 1891 :

"Organisation et fonctionnement du service de vaccine animale créé à Saigon", *Archives de médecine navale coloniale*, LVI, pp. 241-257.

"Notes sur la rage en Indochine et sur les vaccinations antirabiques pratiquées à Saigon du 15 avril au 1er août 1891", *Annales de l'Institut Pasteur*, V, pp. 633-638; *Archives de médecine navales et coloniale*, LVI, pp. 324-343.
"Documents relatifs à la rage humaine-canine en Indochine", *Annales de l'Institut Pasteur*, V, pp. 639-641.
"Organisation et fonctionnement de l'Institut de vaccine animale, créé à Saigon en 1891", *Archives de médecine navale et coloniale*, LVI, pp. 241-257.
- 1892 :
"Etude expérimentale du venin de Naja Tripudians ou Cobra Capel et exposé d'une méthode de neutralisation de ce venin dans l'organisme", *Annales de l'Institut Pasteur*, VI(3), pp. 160-183; *Archives de médecine navale coloniale*, 57, pp. 161-190.
"La levure chinoise, ferment de l'amidon", *Annales de l'Institut Pasteur*, VI, pp. 604-620.
"La fermentation de l'opium des fumeurs et la fermentation artificielle des Chandoos", *Archives de médecine navale coloniale*, LVII, pp. 132-138.
"La fabrication des alcools de riz en Extrême-Orient. Etude biologique et physiologique de la levure chinoise et du Koji japonais". Saigon : Impr. coloniale, 1892. 40 p.
"Note sur quelques examens de sang dans le typhus exanthématique", avec L.-H. Thoinot, *Annales de l'Institut Pasteur*, VI, pp. 39-43.
"Les vaccinations antirabiques pratiquées à Saigon en 1891", *Archives de médecine navales et coloniale*, LVIII, pp. 23-26.
"Note sur la présence du bacille pyocyanique dans le sang et dans l'intestin de dysentérique en Cochinchine", *Archives de médecine navale et coloniale*, LVII, pp. 277-289.
Îles Saint-Pierre-et-Miquelon. Le Rouge de la morue, ses causes et les moyens de les prévenir par le Dr A. Calmette. Saint-Pierre: Impr. du Gouvernement, 1892, 14 p.
- 1893 :
"Les vaccinations antirabiques pratiquées à Saigon, du 1er mai 1892 au 1er mai 1893", *Archives de médecine navale et coloniale*, LX, pp. 81-84.
"Recherches expérimentales sur le choléra asiatique indochinois et sur l'immunisation chimique des animaux contre cette

maladie", *Archives de médecine navale et coloniale*, LIX, pp. 216-226 et 257-269.
"Etude expérimentale de la dysenterie ou entérocolite d'Extrême-Orient et des abcès du foie d'origine dysentérique. Travail du laboratoire bactériologique de Saigon", *Archives de médecine navale et coloniale*, LX, pp. 207-223, pp. 261-280 et pp. 335-346.
- 1894 :
"Contribution à l'étude du venin des serpents. Immunisation des animaux et traitement de l'envenimation", *Annales de l'Institut Pasteur*, VIII(5), pp. 275-291.
"Sur la toxicité du sang de Cobra Capel", *Comptes rendus des séances de la Société de biologie et de ses filiales*, XLVI, pp. 11-12.
"L'immunisation artificielle des animaux contre le venin des serpents et la thérapeutique expérimentale des morsures venimeuses", *Comptes rendus des séances de la Société de biologie et de ses filiales*, XLVI, pp. 120-124 ; *Semaine médicale*, 14 février, p. 76.
"Au sujet de l'atténuation des venins par le chauffage, et de l'immunisation des animaux contre l'envenimation", *Comptes rendus des séances de la Société de biologie et de ses filiales*, XLVI, pp. 204-205 ; *Semaine médicale*, 7 mars, p. 109.
"Propriétés du sérum des animaux immunisés contre le venin des serpents et thérapeutique de l'envenimation", *Comptes rendus de l'Académie des sciences*, 118, p. 720-722; *Archives de médecine navale et coloniale*, 61, pp. 291-294 ; In : XIe Congrès international de médecine de Rome. Section II. Paris : Masson, 1894, pp. 109-110.
"Propriétés du sérum des animaux immunisés contre les venins de diverses espèces de serpents", *Comptes rendus de l'Académie des sciences*, 118, pp. 1004-1005 ; *Semaine médicale*, 9 mai, p. 217.
"De quelques industries de fermentation de Cochinchine et des perfectionnements scientifiques à y introduire", *Revue scientifique*, LIV, pp. 654-659.
"La fabrication de la bière en Extrême-Orient ; bière de coco et bière de riz", *La bière et les boissons fermentées*, II, p. 1.

- 1895 :
"Contribution à l'étude des venins, des toxines et des sérums antitoxiques ", *Annales de l'Institut Pasteur*, IX(4), pp. 225-251.
"Au sujet du traitement des morsures de serpents venimeux par le chlorure de chaux et par le sérum antivenimeux", *Comptes rendus de l'Académie des sciences*, 120, pp. 1443-1445.
"Contribution à l'étude des venins, des toxines et des sérums antitoxiques", *Annales de l'Institut Pasteur*, IX, pp. 225-251.
"La fabrication des alcools de riz en Extrême-Orient", *Archives de médecine navale coloniale*, LXIV, pp. 264-276 et pp. 342-368.
"Antisepsie et désinfection en brasserie", *Brasserie du Nord*, 13e année, 466.
"La peste bubonique. Deuxième note", avec A. Yersin et A. Borrel, *Annales de l'Institut Pasteur*, IX, pp. 589-592.
"La peste bubonique (deuxième note)", avec les Drs Yersin et Borrel, *Archives de médecine navale et coloniale*, LXIV, pp. 207-210.
- 1896:
"Dr. Calmette 's antivenomous serum ", *British medical journal*, I(1834), p. 500.
"The treatment of animals poisened with snake venom by the injection of anti-venomous serum", *Lancet*, 2, pp. 449-450 ; *British medical journal*, 2, pp. 399-400 et 405-406.
Le venin des serpents : physiologie de l'envenimation, traitement des morsures venimeuses par le sérum des animaux vaccinés / par le Dr. A. Calmette. Paris : Société d'éditions scientifiques, 1896. 72 p.
"Sur le sérum antivenimeux", avec E. H. Hanhin et Lépinay, *Comptes rendus de l'Académie des sciences*, 122, pp. 203-205.
"Serpent venom and antivenomous serum", *British medical journal*, 2, pp. 1025-1026.
"La vaccination contre le venin des serpents et la thérapeutique nouvelle des morsures venimeuses", *Janus*, 1, p. 31.
"Sur les toxines non microbiennes et le mécanisme de l'immunité par les sérums antitoxiques", *Annales de l'Institut Pasteur*, X(12), pp. 675-707.
"Les moisissures utiles et nuisibles aux industries de fermentation", *La bière et les boissons fermentées*, IV, pp. 113-117.

"Les toxines non microbiennes et le mécanisme de l'immunité produite par les sérums antitoxiques", avec A. Delarde, *Annales de l'Institut Pasteur*, X, pp. 675-707.
La diphtérie à Lille en 1895. Lille : impr. G. Dubar, 1896. 13 p.
- 1897 :
"Sur le venin des serpents et sur l'emploi du sérum antivenimeux dans la thérapeutique des morsures venimeuses chez l'homme et chez les animaux", *Annales de l'Institut Pasteur*, XI(3), pp. 214-237 ; *Bulletin de l'Académie nationale de médecine*, 38, pp. 491-493.
Rapport sur un projet de création d'un service départemental de désinfection. Conseil central d'hygiène et de salubrité du Nord. Lille : Impr. de L. Danel, 1897. 7 p.
- 1898 :
"Sur le mécanisme de l'immunité contre les venins", *Annales de l'Institut Pasteur*, XII(5), pp. 343-347; *Annales d'hygiène et de médecine coloniales*, 1, pp. 129-134; *Presse médicale*, 32, pp. 191-192 ; In : Actas y memorias del IX Congreso internacional de higiene y demografia celebrado en Madrid en los dias 10 al 17 de abril 1898. Madrid : R. Rojas, 1900, p. 102.
"On the curative power of the antivenomous serum used for the treatment of Australian and Indian venomous snake bites", *British medical journal*, 1, pp. 1253-1254; *The intercollegiate medical journal*, 3, pp. 192-204.
- 1899 :
"Notes sur les fermentations symbiotiques industrielles". London : Spottiswoode, 1899, 2 p.
"La peste bubonique : étude de l'épidémie d'Oporto en 1899. Sérothérapie", avec A. T. Salimbeni, *Annales de l'Institut Pasteur*, XIII, pp. 865-936.
"Sur le mécanisme de l'immunité contre les alcaloïdes", *Comptes rendus des séances de la Société de biologie et de ses filiales. Cinquantenaire de la Société de biologie, volume jubilaire*, pp. 202-204.
"Rapport sur la stérilisation industrielle des eaux par l'ozone (procédés et appareils de MM. Marnier et Abraham)", *Annales de l'Institut Pasteur*, XIII, pp. 344-357.
- 1900 :
"Sur la sérothérapie de la peste", *Bulletin de l'Académie royale de médecine de Belgique*, XIV, pp. 765-768.

Dispensaires pour tuberculeux. In : COMMISSION DE LA TUBERCULOSE. Moyens pratiques de combattre la propagation de la tuberculose. Paris : Masson, 1900. pp. 335-340.

- 1901 :

"Les procédés biologiques d'épuration des eaux résiduaires", *Revue d'hygiène et de police sanitaire*, XXIII, pp. 216-240.

"Sur l'application des procédés biologiques aux eaux résiduaires de Verviers", avec E. Rolants, *Revue d'hygiène et de police sanitaire*, XXIII, pp. 673-683.

"La peste bubonique et sa prophylaxie", *Janus*, 15 mai, pp. 237-252.

"Recherches sur la vaccine expérimentale", avec C. Guérin, *Annales de l'Institut Pasteur*, XV, pp. 161-168.

"Le dispensaire antituberculeux Emile-Roux, à Lille", *Presse médicale*, 103, pp. 206-208.

"Les dispensaires antituberculeux et leur rôle dans la lutte sociale contre la tuberculose", *Presse médicale*, 58, pp. 29-34.

Le Salon Pasteur. Conférence-visite faite à l'école internationale de l'exposition le 16 juin 1900. In : Conférences du groupe français de l'Ecole internationale : Exposition universelle de 1900. Paris : A. Rousseau, 1901, pp. 5-19.

- 1902 :

"Action hémolytique du venin de Cobra", *Comptes rendus de l'Académie des sciences*, CXXXIV, pp. 1446-1447.

"Sur la régénération des vaccins antivarioliques atténués", avec C. Guérin, *Comptes rendus des séances de la Société de biologie et de ses filiales*, LVI, pp. 558-559.

"La conférence internationale de la tuberculose de Berlin, octobre", *Revue d'hygiène et de police sanitaire*, XXIV, pp. 961-970.

"Sur la formation des anticorps dans le sérum des animaux vaccinés", avec M. Breton, *Comptes rendus hebdomadaires des séances de l'Académie des sciences*, CXXXV, pp. 1013-1015.

"Sur la désinfection à bord des navires par le procédé Clayton", avec le Dr Hautefeuille, *Revue d'hygiène et de police sanitaire*, XXIV, pp. 865-871.

- 1903 :

"Plan d'expériences pour l'application du procédé biologique à l'épuration des eaux résiduaires de sucrerie (résultats

actuellement connus)", *Revue d'hygiène et de police sanitaire*, XXV, pp. 233-248.
"L'épuration biologique des eaux d'égout à Manchester", *Revue d'hygiène et de police sanitaire*, XXV, pp. 703-716.
"L'épuration biologique des eaux d'égout (réponse à une lettre de Mr Bechmann)", *Revue d'hygiène et de police sanitaire*, XXV, pp. 939-940.
"L'épuration biologique des eaux d'égout", *Bulletin de l'Institut Pasteur*, I(18), pp. 673-679 et I(19), pp. 713-718.
"Sociétés de secours mutuels et de la lutte contre la tuberculose". *Presse médicale*, 25, pp. 261-263.
"La lutte sociale contre la tuberculose en France par les dispensaires antituberculeux urbains", avec D. Verhaeghe et Th. Woehrel, *Tuberculosis*, II, n°3, pp. 117-129.
"Les dispensaires antituberculeux et leur rôle dans la lutte sociale contre la tuberculose (le dispensaire Emile Roux à Lille)", avec D. Verhaeghe et Th. Woehrel, *La lutte antituberculeuse*, 4(1), 59 p.
"Les dispensaires antituberculeux Emile Roux de Lille. Deuxième rapport - 1903". Paris : Impr. J. Gainche, 28 p.
"La prophylaxie du tétanos dans les pays chauds", *Bulletin médical*, 66, p. 934.
"Sur l'absorption de l'antitoxine tétanique par les plaies. Action immunisante du sérum antitétanique sec employé au pansement des plaies tétanigènes", *Comptes rendus hebdomadaires des séances de l'Académie des sciences*, CXXXVI, pp. 1150-1152.
"De la nécessité de moyens pratiques de contrôle des désinfections publiques", *Bulletin de l'Académie nationale de médecine*, XLIX, pp. 617-622.
"Sur la valeur désinfectante de l'acide sulfureux et sur l'emploi de ce gaz dans la désinfection publique", avec E. Rolants, *Revue d'hygiène et de police sanitaire*, XXV, pp. 385-398.
- 1904 :
"Les sérums antivenimeux polyvalents. Mesure de leur activité", *Comptes rendus de l'Académie des sciences*, CXXXVIII, pp. 1079-1082.
"Contribution à l'étude de l'épuration des eaux résiduaires des villes et des industries", *Annales de l'Institut Pasteur*, XVIII, pp. 481-501.

- 1905:

Vergiftungen durch tierische Gifte. In : BAELZ A., BASSETT-SMITH P. W., MENSE, C. Handbuch der Tropenkrankheiten, Vol. 1, Leipzig : J. A. Barth, 1905, pp. 291-337.

"Contribution à l'étude de l'épuration des eaux résiduaires des villes et des industries", avec E. Rolants et E. Boullanger, *Annales de l'Institut Pasteur*, XIX, pp. 529-540.

Assainissement de Saint-Malo. In : Rapport-programme de la Commission d'examen des projets présentés, avec Launay et Imbeaux. Saint-Malo : Impr. de P. Chenu, 1905. 15 p.

"Origine intestinale de la tuberculose pulmonaire (1er mémoire)", avec C. Guérin, *Annales de l'Institut Pasteur*, XIX, pp. 601-618.

Le préventorium "Emile Roux" de Lille, son organisation, son fonctionnement, 1901-1905 par le Dr A. Calmette et le Dr Verhaeghe, Th. Woehrel. Lille : Impr. de L. Danel, 1905. 105 p.

"Infestation ankylostomiasique expérimentale chez le chien", avec M. Breton, *Bulletin de l'Académie nationale de médecine*, LIII, pp. 312-314.

"Contribution à l'étude de l'influence du sel marin sur l'évolution des œufs et des larves d'ankylostome dans les galeries de mines de houille", avec MM. Breton et François, *Bulletin de l'Académie nationale de médecine*, LVI, pp. 157-160.

L'ankylostomiase (anémie des mineurs) : biologie, clinique, traitement, prophylaxie / par A. Calmette ; en collaboration avec M. Breton. Paris : Masson, 1905. 246 p.

"Rôle des sciences médicales dans la colonisation", *Revue scientifique*, 42, pp. 417-421.

- 1906 :

"Les venins et l'envenimation", *Archives générales de médecine*, 8, pp. 464-473.

"Le rôle des microbes dans l'assainissement des villes", *Revue du mois*, III, pp. 641-648.

- 1907 :

"L'Hémolyse par les venins de serpents", *Bulletin de l'Institut Pasteur*, V, pp. 193-200.

"Relations entre le venin de Cobra et son antitoxine", avec L. Massol, *Annales de l'Institut Pasteur*, XXI, pp. 929-945.

Les venins : les animaux venimeux et la sérothérapie antivenimeuse / par A. Calmette. Paris : Masson, 1907. 396 p.
"Les charmeurs de serpents", *Revue du mois*, pp. 298-304.
"Sur le mécanisme de l'épuration biologique par lits bactériens de contact et par lits percolateurs", *Revue d'hygiène et de police sanitaire*, XXIX, pp. 496-508.
"Origine intestinale de la tuberculose pulmonaire (2ème mémoire)", avec C. Guérin, *Annales de l'Institut Pasteur*, XX, pp. 353-363.
"Origine intestinale de la tuberculose pulmonaire (3ème mémoire)", avec C. Guérin, *Annales de l'Institut Pasteur*, XX, pp. 609-624.
"Sur la vaccination contre la tuberculose par les voies digestives", avec C. Guérin, *Comptes rendus de l'Académie des sciences*, CXLII, pp. 1319-1322.
"Origine intestinale des adénopathies trachéo-bronchiques tuberculeuses", avec C. Guérin et A. Deléarde, *Comptes rendus de l'Académie des sciences*, CXLII, pp. 1136-1139.
"Sur les effets de la tuberculine absorbée par le tube digestif chez les animaux sains et chez les animaux tuberculeux", avec M. Breton, *Comptes rendus de l'Académie des sciences*, CXLII, pp. 616-618.
"Etiologie de la tuberculose infantile", *Presse médicale*, 103, pp. 833-834.
"Anthracose pulmonaire physiologique d'origine intestinale", avec Vansteenberghe et Grysez, *Comptes rendus de l'Académie des sciences*, CXLIII, pp. 866-869.
"Les voies de pénétration de l'infection tuberculeuse et la défense de l'organisme", *Revue scientifique*, VI (9), 5ème série, pp. 257-265.
"Contribution à l'étude de la vaccination des bovidés contre la tuberculose par les voies digestives", avec C. Guérin, *Annales de l'Institut Pasteur*, XXI, pp. 525-532.
"Contribution à l'étude de la tuberculose expérimentale du cobaye", avec C. Guérin et M. Breton, *Annales de l'Institut Pasteur*, XXI, pp. 401-416.
"Sur un nouveau procédé de diagnostic de la tuberculose par l'ophtalmo-réaction à la tuberculine", *Comptes rendus de l'Académie des sciences*, CXLIV, pp. 1324-1327.

"Influence de la tuberculine sur la phagocytose in vivo du bacille tuberculeux", avec M. Breton et G. Petit, *Comptes rendus des séances de la Société de biologie et de ses filiales*, LXIII, pp. 324-326.

"Les voies normales de pénétration du virus tuberculeux dans l'organisme", *Bulletin de l'Institut Pasteur*, V, pp. 729-744.

"Fonctionnement du Préventorium Emile Roux, en 1905-1906", *Bulletin trimestriel de la Ligue Nord contre la Tuberculose*, 15 février, pp. 52-76.

"La lutte contre la tuberculose et l'assistance aux tuberculeux", *Bulletin trimestriel de la Ligue Nord contre la Tuberculose*, 15 novembre, pp. 36-46.

"Tuberculose et gouttes de lait. Rapport : Les œuvres de protection de l'enfance du premier âge et spécialement les "Gouttes de lait" constituent-elles de bonnes armes contre la tuberculose et peuvent-elles être envisagées comme un début d'action nécessaire pour la solution du problème de la prophylaxie de la tuberculose ?", avec René Potelet, *Bulletin trimestriel de la Ligue Nord contre la Tuberculose*, 15 novembre, p. 47.

Rapport lu au Conseil supérieur d'hygiène publique de France, le 4 novembre 1907: De la nécessité d'exercer la surveillance des vaches tuberculeuses dans les étables. 4 p.

Rapport additionnel au Conseil supérieur d'hygiène publique de France. Surveillance hygiénique des vaches laitières. 1907, 3 p.

"Sur l'origine intestinale de la pneumonie et d'autres infections phlegmasiques du poumon chez l'homme et chez les animaux", avec P. Vansteenberghe et V. Grysez, *Comptes rendus des séances de la Société de biologie et de ses filiales*, LVIII, pp. 161-163.

"Infection staphylococcique expérimentale par voies digestives. Passage du staphylocoque virulent à travers la muqueuse intestinale", avec G. Petit, *Comptes rendus des séances de la Société de biologie et de ses filiales*, LXII, pp. 149-151.

"Sur les conditions dans lesquelles la muqueuse intestinale est perméable aux pissières inertes et aux microbes", *Comptes rendus des séances de la Société de biologie et de ses filiales*, LXII, pp. 1050-1053.

- 1908 :

"Etude comparée des propriétés antitoxiques, préventives et thérapeutiques d'un sérum antivenimeux au cours des saignées successives", avec L. Massol, *Bulletin de la Société de pathologie exotique*, I, pp. 90-94.

Venoms: venomous animals and antivenomous serum-therapeutics/ by A. Calmette ; tranlated by Ernest E. Austen. London : J. Bale & Danielsson, 1908. 403 p.; New York : W. Wood, 1908. 403 p.

"Les nouveaux procédés de diagnostic précoce de l'infection tuberculeuse", *Le bulletin médical*, 22 (84), pp. 925-931.

"Nouvelle contribution à l'étude de la vaccination des bovidés contre la tuberculose", avec C. Guérin, *Annales de l'Institut Pasteur*, XXII, pp. 689-703.

"Sur l'absorption de la tuberculine par le rectum", avec M. Breton, *Comptes rendus des séances de la Société de biologie et de ses filiales*, LXIV, pp. 163-165.

"Sur la valeur spécifique de l'ophtalmo-diagnostic par la tuberculine", avec C. Guérin, *Comptes rendus des séances de la Société de biologie et de ses filiales*, LXIV, pp. 889-891.

"Sur les propriétés activantes des sérums d'animaux sains et d'animaux tuberculeux ou tuberculinés à l'égard du venin de cobra", avec L. Massol et C. Guérin, *Comptes rendus de l'Académie des sciences*, CXLVI, pp. 1076-1079.

"Sur les propriétés lécithinophiles du bacille tuberculeux et de la tuberculine", avec L. Massol et M. Breton, *Comptes rendus de l'Académie des sciences*, CXLVI, pp. 676-679.

"Sur quelques propriétés du bacille tuberculeux cultivé sur la bile", avec C. Guérin, *Comptes rendus de l'Académie des sciences*, CXLVII, pp. 1456-1459.

"L'ophtalmo-diagnostic de la tuberculose et son rôle dans la défense sociale antituberculeuse", *Bulletin de l'Académie nationale de médecine*, LIX, pp. 69-78 ; *Bulletin médical*, 5, pp. 41-44.

"Déclarons la guerre aux rats", *La revue du mois*, V, pp. 432-444.

L'école salubre. Conférence dactylographiée du 26 mars 1908 aux directrices d'écoles et aux institutrices de l'Académie de Lille. 13 p.

- 1909 :
"Les précipitines du sérum antivenimeux vis-à-vis du venin de Cobra", avec L. Massol, *Annales de l'Institut Pasteur*, XXIII, pp. 155-165.
"Upon the mechanism of teh neutralisation of Cobra venom by its antitoxin", *The Journal of medical research*, XXI, pp. 47-49.
Uber antitoxine der Schlangengifte. In : LEVADITI C , KRAUS R. Handbuch der Technik und Methodik der Immunitätsforschung, G. Fischer, Iena, 1909.
Sérothérapie antivenimeuse. In : METCHNIKOFF [et al.]. Médicaments microbiens. Bactériothérapie, vaccination, sérothérapie. Paris : J.-B. Baillière, 1909. pp. 375-383.
"Instruction générales relatives à la construction des égouts à l'évacuation et à l'épuration des eaux d'égout", avec L. Massol, *Revue d'hygiène et de police sanitaire*, XXXI, pp. 973-992.
"Sur l'évacuation des bacilles tuberculeux par la bile dans l'intestin chez les animaux porteurs de lésions latentes ou "occultes"", avec C. Guérin, *Comptes rendus de l'Académie des sciences*, CXLVIII, pp. 601-603.
"Sur la détermination de l'origine bovine ou humaine des bacilles de Koch isolés des lésions tuberculeuses de l'homme", avec C. Guérin, *Comptes rendus de l'Académie des sciences*, CXLIX, pp. 191-194.
"Sur quelques propriétés du bacille tuberculeux d'origine bovine cultivé sur bile de bœuf glycérinée", avec C. Guérin, *Comptes rendus de l'Académie des sciences*, CXLIX, pp. 716-718.
"Sur la précipitation des tuberculines par le sérum d'animaux immunisés contre la tuberculose", avec L. Massol, *Comptes rendus de l'Académie des sciences*, CXLIX, pp. 760-762.
"Milieux synthétiques pour le bacille tuberculeux", avec L. Massol et M. Breton, *Comptes rendus des séances de la Société de biologie et de ses filiales*, LXVII, pp. 580-583.
"Sur les conditions d'obtention de la réaction de déviation de l'alexine avec les antigènes et les anticorps tuberculeux", avec L. Massol, *Comptes rendus des séances de la Société de biologie et de ses filiales*, LXVII, pp. 528-530.
"Diagnostic précoce de la tuberculose. Son importance pour l'efficacité du traitement de cette maladie", 77th Annual Meeting of British. Medical Association. Belfast, July 29th, *British medical journal*, II, p. 328.

Conférence faite par le Dr Calmette à la Société des amis de l'université (10 janvier 1909). La Lutte contre la tuberculose à Cambrai. Cambrai : Impr. Regnier frères, 1909. 16 p.
"Diagnostic précoce de la tuberculose. Son importance pour l'efficacité du traitement de cette maladie (rapport, discussion et allocution) ", 38ème session de l'Association française pour l'avancement des sciences. Lille, 1909. p. LXIV.
Le préventorium Emile-Roux de Lille. Rapports de 1901-1909. Lille : Impr. L. Danel, 1909. 32 p.
Rapport relatif au fonctionnement du Préventorium Emile Roux de Lille pour l'année 1907 par le Dr A. Calmette et le Dr Verhaeghe, Th. Woehrel. Lille : Impr. centrale du Nord, 1909, p. 19.
"Le rôle de la désinfection et le délégué sanitaire communal", *L'aide sociale*, 28 février 1909.
- 1910 :
"L'hérédo-prédisposition tuberculeuse et le terrain tuberculisable", *Annales de l'Institut Pasteur*, XXIV, pp. 771-777.
"Sur la résorption des bacilles tuberculeux chez les bovidés à la suite de l'injection des mélanges de sérums d'animaux hyperimmunisés et de bacilles cultivés en série sur bile de bœuf", avec C. Guérin, *Comptes rendus de l'Académie des sciences*, CLI, pp. 32-35.
"Sur les réactions de précipitation des sérums de tuberculeux et des sérums d'animaux hyperimmunisés contre la tuberculose en présence des tuberculines", avec L. Massol, *Comptes rendus de l'Académie des sciences*, CLI, pp. 285-287.
"Sur une nouvelle réaction masquant dans les sérums la présence des anticorps tuberculeux", avec L. Massol, *Comptes rendus des séances de la Société de biologie et de ses filiales*, LXVIII, pp. 224-226.
"Sur la préparation des sérums riches en anticorps tuberculeux par injections répétées de tuberculines antigènes; leurs propriétés", avec L. Massol, *Comptes rendus des séances de la Société de biologie et de ses filiales*, LXVIII, pp. 48-50.
"Les poliomyélites aigües ou paralysies spinales épidémiques", avec M. Breton, *Revue d'hygiène et de police sanitaire*, XXXII, pp. 1-14.
"L'hygiène dans l'éducation", *l'hygiène scolaire*, 29, pp. 5-11.

- 1911 :

Conférence de M. le Docteur Calmette. In : Congrès international de la Fédération des pêcheurs de Belgique (24 et 25 décembre 1911). Bruxelles, 8 p.

Epuration des eaux d'égout urbaines et industrielles par le Dr A. Calmette. Paris : J.-B. Baillière et fils, 1911. 174 p.

"Recherches expérimentales sur la défense de l'organisme contre l'infection tuberculeuse (sérothérapie-immunité)", avec *Annales de l'Institut Pasteur*, XXV, pp. 625-641.

"Importance relative des bacilles tuberculeux d'origine bovine et humaine dans la contamination de l'homme", *Bulletin de l'Institut Pasteur*, IX, pp. 97-105.

"Sur la préparation des antigènes tuberculeux", avec L. Massol, *Comptes rendus des séances de la Société de biologie et de ses filiales*, LXXI, pp. 341-344.

"Sur la fonction antigène des tuberculines", avec L. Massol, *Comptes rendus de l'Académie des sciences*, CLIII, pp. 420-422.

"L'immunisation artificielle active contre la tuberculose par les vaccins antituberculeux", *Bulletin de l'Institut Pasteur*, IX, pp. 777-785.

"Fréquences de l'infection bacillaire et de la tuberculose aux différents âges de la vie", avec V. Grysez et R. Letulle, *Presse médicale*, 63, p. 651.

"Note à propos du mémoire de M. Chaussé", avec C. Guérin, *Annales de l'Institut Pasteur*, XXV, pp. 642-646.

"Sur le sort des bacilles tuberculeux dans l'organisme des animaux vaccinés", avec C. Guérin, *Revue de pathologie comparée*, 12 décembre 1911, 10, p. 6.

"Anticorps et antigènes tuberculeux", avec L. Massol, *Comptes rendus des séances de la Société de biologie et de ses filiales*, LXXI, pp. 191-194.

"La fièvre ondulante ou méditerranéenne et sa prophylaxie", *La clinique*, VI(4), pp. 49-52.

"Application pratique de la réaction de Wassermann au diagnostic de la syphilis des nouveau-nés", avec M. Breton et E. Couvreur, *Comptes rendus des séances de la Société de biologie et de ses filiales*, LXX, pp. 238-241.

"Ce que Pasteur dut à Lille et ce que Lille doit à Pasteur. Conférence à la Société des sciences de Lille", *Revue scientifique*, 49, pp. 385-389.
"L'Institut Pasteur d'Algérie", *Annales de l'Institut Pasteur*, XXV, pp. 487-491.
- 1912 :
L'intoxication par les venins et la sérothérapie antivenimeuse. In : ROGER G.H., WIDAL L.F., TEISSIER P.J. Nouveau traité de médecine, fasc. VII. Masson : Paris, 1912, pp. 84-98.
Sérothérapie antivenimeuse. In : METCHNIKOFF [et al.]. Médicaments microbiens. Bactériothérapie, vaccination, sérothérapie. Paris : J.-B. Baillière, 1912. pp. 517-523.
"Les principes scientifiques de l'épuration biologique des eaux d'égout", *Revue d'hygiène et de police sanitaire*, XXXIV, pp. 1340-1354.
"Quelques aperçus nouveaux sur la question de la vaccination contre la tuberculose", *Presse médicale*, 15, pp. 153-155.
"Les tuberculoses animales et leur rôle dans la contamination de l'homme", *Revue scientifique*, 90, pp. 516-519.
"Détermination du pouvoir antigène des diverses tuberculines et tirage des sensibilisatrices ou anticorps des sérums de tuberculeux", avec L. Massol, *Comptes rendus des séances de la Société de biologie et de ses filiales*, LXXII, pp. 15-17.
"Recherche et dosage des sensibilisatrices tuberculeuses ou anticorps au cours de la tuberculinothérapie par diverses tuberculines", avec L. Massol et A. Mézie, *Comptes rendus des séances de la Société de biologie et de ses filiales*, LXXIII, pp. 122-125.
"Classification des sérums d'hommes tuberculeux d'après la nature de leurs anticorps", avec L. Massol et A. Mézie, *Comptes rendus des séances de la Société de biologie et de ses filiales*, XXIII, pp. 193-195.
"Enquête sur l'épidémiologie de la tuberculose dans les colonies françaises", *Annales de l'Institut Pasteur*, XXVI, pp. 497-514.
"Importance relative des bacilles tuberculeux d'origine bovine et humaine dans la contamination de l'homme", *Bulletin trimestriel de la Ligue Nord contre la tuberculose*, 15 février, pp. 109-76.
Les médicaments microbiens de la tuberculose. In : METCHNIKOFF [et al.]. Médicaments microbiens.

Bactériothérapie, vaccination, sérothérapie. (Bibliothèque de thérapeutique ; 1). Paris : J.-B. Baillière, 1912. pp. 462-495.
"Les missions scientifiques de l'Institut Pasteur et l'expansion coloniale de la France", *Revue scientifique*, 50, pp. 129-133.
"Les terrains de jeux dans l'Académie de Lille (note présentée au congrès de l'alliance d'hygiène sociale de Roubaix)", *l'hygiène sociale*, 37, pp. 44-48.
- 1913 :
Die Tierischen Gifte und ihre antitoxische Serumtherapie. In : ABEL R, KOLLE W, WASSERMAN, A. von. Handbuch der Pathogenen Mikroorganismen : unter mitwirkung. Jena : G. Fischer, 1913, pp. 1381-1406.
Envenimation consécutive aux morsures de serpents. In : ROBIN A. Traité de thérapeutique pratique, Vol. III, Paris, J.-B. Baillière 1913, pp. 796-798.
"Recherches sur le bacille tuberculogène de Ferran", avec L. Massol, *Comptes rendus des séances de la Société de biologie et de ses filiales*, LXXIV, pp. 21-23.
"Infection tuberculeuse expérimentale du cobaye par la conjonctive oculaire", avec C. Guérin et V. Grysez, *Comptes rendus des séances de la Société de biologie et de ses filiales*, LXXIV, pp. 310-312.
"Nouvelles recherches expérimentales sur la vaccination des bovidés contre la tuberculose et sur le sort des bacilles tuberculeux dans l'organisme des vaccinés", avec C. Guérin, *Annales de l'Institut Pasteur*, XXVII, pp. 162-169.
"Nouvelle contribution à l'étude de la pathogénie de l'infection tuberculeuse", avec C. Guérin, *Comptes rendus de l'Académie des sciences*, CLVI, pp. 34-37.
"Antigènes et anticorps tuberculeux. Réaction de l'inhibition", avec L. Massol, *Comptes rendus des séances de la Société de biologie et de ses filiales*, LXXV, pp. 160-161.
"Démonstration expérimentale de l'existence d'un stade lymphatique généralisé, précédant les localisations, dans l'infection tuberculeuse", avec V. Grysek, *Comptes rendus de l'Académie des sciences*, CLVII, pp. 981-983.
Hémodiagnostic de la tuberculose, avec M. Breton. In : GILBERT A., WEINBERG M., Traité du sang, I, Paris : J.-B. Baillière, 1913, pp. 530-551.

"Plan d'organisation de préventoriums ou dispensaires d'hygiène sociale pour la lutte contre la tuberculose en France", *Paris médical*, 9, pp. 367-373.
"Dispensaire Emile Roux, de Lille et la Défense sociale antituberculeuse", *Bulletin trimestriel de la Ligue Nord contre la tuberculose*, pp. 53-71.
La rage. In : ROBIN A. Traité de thérapeutique appliquée. Paris: J.-B. Baillière, 1913. Vol. 3, pp. 601-606.
- 1914 :
"Essais de traitement de l'épilepsie dite essentielle par le venin de Crotale", avec A. Mezie, *Comptes rendus de l'Académie des sciences*, CLVIII, pp. 846-850.
"Sur la conservation du venin de Cobra et de son antitoxine", avec L. Massol, *Comptes rendus de l'Académie des sciences*, CLIX, pp. 152-154.
Recherches sur l'épuration biologique et chimique des eaux d'égout effectuées à l'Institut Pasteur de Lille et à la station expérimentale de la Madeleine, avec la collaboration de MM. E. Rolants, E. Boulanger, F. Constant, L. Massol et le Pr. Buisine. Paris : Masson, 1905-1914. 9 vol.
"La bacillémie tuberculeuse et son diagnostic", *Presse médicale*, 12, pp. 113-115.
"Contribution à l'étude de l'immunité antituberculeuse chez les bovidés", avec C. Guérin, *Annales de l'Institut Pasteur*, XXVIII, pp. 329-337.
"Contribution à l'étude de la réaction de fixation de Bordet-Gengou au cours de l'infection et de l'immunisation tuberculeuses", avec L. Massol, *Annales de l'Institut Pasteur*, XXVIII, pp. 338-355.
"Sur la mise en évidence des lipoïdes libres dans les sérums par l'activation du venin de cobra, particulièrement au cours de l'infection tuberculeuse", *Berliner Klinische Wochenschrift*, 11, pp. 496-497.
"Nouvelles démonstration expérimentale de l'existence d'un stade lymphatique généralisé précédant les localisations dans l'infection tuberculeuse", avec V. Grysez, *Comptes rendus de l'Académie des sciences*, CLVIII, pp. 1315-1317.
"Peut-on attribuer l'action anticomplémentaire de certains sérums à la présence d'un antigène et de l'anticorps correspondant ?", avec L. Massol, *Comptes rendus des séances*

de la Société de biologie et de ses filiales, LXXVII, pp. 138-140.
- 1917 :
"L'eau d'alimentation et les maladies d'origine hydrique. Cours d'hygiène et de prophylaxie", Conférence donnée pour les secouristes lillois, 15 p.
- 1919 :
"Sur l'excrétion des bacilles tuberculeux par l'intestin et les voies biliaires", *Annales de l'Institut Pasteur*, XXXIII, pp. 60-67.
- 1920 :
"Nouvelles recherches expérimentales sur la vaccination des bovidés contre la tuberculose", avec C. Guérin, *Annales de l'Institut Pasteur*, XXXIV, pp. 553-560.
L'infection bacillaire et la tuberculose chez l'homme et chez les animaux : processus d'infection et de défense, étude biologique et expérimentale / par A. Calmette. Paris : Masson, 1920. VI-619 p.
"Comment doit-on envisager le rôle des médecins et celui des visiteuses d'hygiène dans les dispensaires d'hygiène sociale et de préservation contre la tuberculose", *Bulletin du Comité national de défense contre la tuberculose*, I, pp. 197-202.
Simple causerie pour l'éducation sexuelle des jeunes garçons de 15 ans par A. Calmette. Paris : Masson, 1920. 8 p.
- 1921 :
"Les modes de diffusion de la tuberculose à travers le monde", *Revue de la tuberculose*, II(4), pp. 235-243.
"Contribution à l'étude du bacille tuberculeux bilié", avec A. Boquet et L. Nègre, *Annales de l'Institut Pasteur*, XXXV, pp. 561-570.
"Sur les sensibilisatrices tuberculeuses", avec L. Nègre et A. Boquet, *Comptes rendus de l'Académie des sciences*, CLXXIII, pp. 929-961.
"The vaccination of cattle against tuberculosis (vaccination du bétail contre la tuberculose), *The British Journal of tuberculosis*, XV(3), pp. 103-105.
"L'effort national de défense contre la tuberculose", *Bulletin du Comité national de défense contre la tuberculose*. Paris : E. Desfossés, 1921. 11 p.

"L'œuvre de l'Institut Pasteur pendant la guerre", *Revue d'hygiène et de police sanitaire*, XLIII, pp. 463-482; In : Association pour l'extension des études pastoriennes. Paris : Impr. R. Tancrède, 1921. pp. 1-24 (2nd impression en 1923).
Les Ultramicrobes. In : C. R. de l'Association pour l'avancement des sciences. 44ème session, Strasbourg, 28 juillet 1920. Paris : Masson, 1921, pp. 13-19.
"L'hygiène par l'exemple", *l'hygiène scolaire*, 2ème série, n° 22, pp. 464-467.
- 1922:
"Sur le diagnostic de la tuberculose par la culture directe des produits d'expectoration", *Paris médical*, XLIII(1), pp. 13-14.
"Faut-il sacrifier les vaches laitières qui réagissent à la tuberculine ?", *Bulletin de l'Académie nationale de médecine*, LXXXVII, pp. 352-359, *Revue d'hygiène*, XLIV, pp. 401-407.
"Essais de chimiothérapie dans la tuberculose", *Revue de la tuberculose*, III, pp. 209-222.
"Essais de vaccination du lapin et du cobaye contre l'infection tuberculeuse", avec L. Nègre et A. Boquet, *Annales de l'Institut Pasteur*, XXXVI, pp. 625-631.
L'infection bacillaire et la tuberculose chez l'homme et chez les animaux : processus d'infection, et de défense, étude biologique et expérimentale / par A. Calmette. – 2nd éd. Paris : Masson, 1922. 644 p.
"L'œuvre de Pasteur. Son influence sur les progrès de la civilisation. Conférence", *Bulletin de l'Académie nationale de médecine*, LXXXVIII, pp. 684-692.
"La propagande pour l'hygiène sociale par le cinématographe", *Bulletin de la Société française de l'art à l'école*, 78, pp. 81-82.
"Le professeur Laveran", *Bulletins de la Société de pathologie exotique et de sa filiale de l'Ouest africain*, XV, 6, pp. 373-378.
"L'œuvre de Pasteur. Son influence sur les progrès de la civilisation. Conférence tenue au "Nederlandsche Pasteur-Tag", le 25 novembre 1922 à Amsterdam, *Nederlands Tijdschrift voor Geneeskunde*, 66, 6, pp. 2480-2489.
- 1923 :
"Rôle du facteur terrain dans l'évolution de la tuberculose expérimentale chez le lapin et chez le cobaye", avec A. Boquet et L. Nègre, *Comptes rendus de l'Académie des sciences*, CLXXVI, pp. 1197-1199.

Tubercle bacillus infection and tuberculosis in man and animals, processes of infection and resistance by A. Calmette. Baltimore : Williams & Wilkins, 1923. 689 p.
"Le problème de l'immunité contre la tuberculose. Résumé de la conférence faite le 4 juin 1923 à l'Université de Strasbourg", *Le médecin d'Alsace et de Lorraine*, vol. 2.
"Pasteur et les Instituts Pasteur", *Revue d'hygiène*, XLV, pp. 385-405.
- 1924 :
L'Intoxication par les venins et la sérothérapie antivenimeuse. In : ROGER G.H., WIDAL L.F., TEISSIER P.J. Nouveau traité de médecine, fasc. VII. Masson : Paris, 1924, 2nd édition, pp.92-107.
"Epuration biologique naturelle et artificielle des eaux usées", *Revue d'hygiène et de police sanitaire*, XLVI, pp. 781-794.
"Vaccination des bovidés contre la tuberculose et méthode nouvelle de prophylaxie de la tuberculose bovine", avec C. Guérin, *Annales de l'Institut Pasteur*, XXXVIII, pp. 371-398.
"Essais de vaccination contre l'infection tuberculeuse par voie buccale chez les petits animaux de laboratoire", avec A. Boquet et L. Nègre, *Annales de l'Institut Pasteur*, XXXVIII, pp. 399-404.
"Essais d'immunisation contre l'infection tuberculeuse", avec C. Guérin, V. Weil-Hallé, A. Bouquet, L. Nègre, Wilbert, Marcel Léger et Turpin, *Bulletin de l'Académie nationale de médecine*, XCI, pp. 787-796 ; *Revue de la tuberculose*, V, pp. 481-491.
"Sur la question du transformisme des bacilles paratuberculeux et des bacilles tuberculeux", *Bulletin de l'Institut Pasteur*, XXII, pp. 593-603.
"Existe-t-il dans la nature ou peut-on créer artificiellement des formes saprophytiques du bacille de Koch qui soient capables de se transformer en bacilles tuberculeux virulents ?", *Revue de la tuberculose*, V, pp. 716-729.
"Tous les nouveau-nés doivent être vaccinés contre la tuberculose", *Je sais tout, [1924-1925?]*, pp. 356-358.
"Sur la fièvre de Malte ou fièvre méditerranéenne", *Revue d'hygiène*, XLV, n°7, pp. 577-584.
"Les vaccinations microbiennes par voie buccale", *Annales de l'Institut Pasteur*, XXXVII, pp. 900-920.

"A propos de la vaccination par voie buccale contre la peste bovine", *Annales de l'Institut Pasteur*, XXXVII, pp. 1000-1011.
"Sur l'utilisation des singes en médecine expérimentale. Le laboratoire Pasteur de Kindia (Guinée française). Conférence", *Bulletins de la Société de pathologie exotique et de sa filiale de l'Ouest africain*, XVII, pp. 10-19.
- 1925 :
"Sur la réglementation des appareils d'assainissements dits "Fosses septiques"", avec E. Rolants, *Revue d'hygiène et de police sanitaire*, XLVII, pp. 481-489.
"L'assainissement des villes par l'épuration biologique des eaux usées", *Musée social*, XXXII, n°4, pp. 93-108.
"Essai de prémunition par le B.C.G. contre l'infection tuberculeuse de l'homme et des animaux (deuxième note)", avec C. Guérin, B. Weill-Hallé, L. Nègre, A. Boquet, Wilbert et Turpin, *Bulletin de l'Académie nationale de médecine*, XCIII, pp. 681-689 ; *Presse médicale*, 49, pp. 825-826.
"Infection expérimentale transplacentaire par les éléments filtrables du bacille tuberculeux", avec J. Valtis, L. Nègre et A. Boquet, *Comptes rendus de l'Académie des sciences*, CLXXXI, pp. 491-493.
"The question of transmutation of Tubercle Bacilli and Paratubercle Bacilli", *American Review of tuberculosis*, XII(4), pp. 355-364.
Manuel technique de microbiologie et sérologie par le professeur A. Calmette, L. Nègre et A. Boquet. Paris : Masson, 1925. 568 p.
- 1926:
"Prémunition des nouveau-nés contre la tuberculose par le vaccin B.C.G. (1921 à 1926)", avec C. Guérin, L. Nègre et A. Boquet, *Annales de l'Institut Pasteur*, XL, pp. 89-133; *Revue de la tuberculose*, VII(1), pp. 5-53 ; *Bulletin de l'Union international contre la tuberculose*, III (2), pp. 2-83 ; *Le bulletin médical*, 17, pp. 477-480.
"Résultats des essais de prémunition des nouveau-nés contre la tuberculose par le vaccin B.C.G. (1921 à 1926)", avec C. Guérin, L. Nègre et A. Boquet, *Bulletin de l'Académie nationale de médecine*, XCV, pp 182-187.

"Sur le titrage (standardisation) des tuberculines", avec F. de Potter, *Annales de l'Institut Pasteur*, XL, pp. 353-410 ; Genève : Société des Nations, 1926, 64 p.
"Note dur le contrôle du B.C.G. par l'expérimentation sur le lapin et sur le cobaye", avec C. Guérin, L. Nègre et A. Boquet, *Annales de l'Institut Pasteur*, XL, pp. 574-581.
"Résultats des essais de prémunition des nouveau-nés contre la tuberculose par le vaccin B.C.G. (1921 à 1926)", avec C. Guérin, L. Nègre, A. Boquet, B. Weill-Hallé, Wilbert et Turpin, avec annexe : "Instruction relative à l'emploi du vaccin B.C.G.", *Revue de phtisiolologie thérapeutique et sociale*, VII, pp. 77-84; *Presse médicale*, 16, pp. 241-242.
"Les éléments virulents filtrables du bacille tuberculeux", avec J. Valtis, *Annales de médecine*, XIX, pp. 553-560.
"L'état actuel de nos connaissances sur la vaccination antituberculeuse", *Presse médicale*, 57, pp. 897-899.
"Transmission intra-utérine du virus tuberculeux de la mère à l'enfant", avec J. Valtis et M. Lacomme, *Comptes rendus de l'Académie des sciences*, CLXXXIII, pp. 835-837; *Presse médicale*, 90, p. 1409.
Sur le titrage (standardisation) des tuberculines, avec F. de Potter. Genève : Société des nations, 1926. 64 p.
La vaccination antituberculeuse des nourrissons. In : XVe Congrès de l'alliance d'hygiène sociale, Reims, 1er au 3 octobre 1926, pp. 220-225; *Union médicale du Nord-Est*, n° 11, pp. 161-170.
L'immunité antituberculeuse. In : Conférences du Val-de-Grâce sur les actualités médicales et chirurgicales publiées sous la direction de M. le médecin-inspecteur Dopter. Paris : J.-B. Baillière, 1926. 110 p.
Manuel technique de microbiologie et sérologie par le professeur A. Calmette, L. Nègre et A. Boquet. 2nd éd. rev. et mise à jour. Paris : Masson, 1926. 640 p.
- 1927 :
"La prévention de la tuberculose depuis Laënnec", *Revue de phtisiolologie thérapeutique et sociale*, VIII, pp. 1-28.
"Sur la vaccination préventive des enfants nouveau-nés contre la tuberculose par le B.C.G.", avec C. Guérin, L. Nègre et A. Boquet, *Annales de l'Institut Pasteur*, XLI, pp. 201-232.

"Technique des cultures de B.C.G. Milieux d'élection. Préparation et conservation des émulsions vaccinales. Contrôle de la non-virulence", *Annales de l'Institut Pasteur*, XLI, pp. 358-368.
"Sur les conditions d'emploi du B.C.G. pour la prémunition des sujets adolescents ou adultes contre l'infection tuberculeuse", *Archives de médecine et de pharmacie militaires*, LXXXV, pp. 430-434 ; *Revue de phtisiolologie thérapeutique et sociale*, VIII, 6, pp. 448-452.
La vaccination préventive contre la tuberculose par le "BCG" / par A. Calmette. Paris : Masson, 1927. 251 p.
"Organisation et développement de l'Institut Pasteur de Paris et des recherches biologiques en France", avec le Dr Nègre. In : BRAUER Ludolph, MENDELSSOHN BARTHOLDY A., MEYER Adolf. Forschunginstitute ihre Geschichte, Organisation und Ziele. Hamburg : Paul Harting, 1927, 5 p.
"Surveillance hygiénique des vaches laitières. Rapport additionnel de M. Calmette" tiré à part du Conseil supérieur d'hygiène publique de France, 3 p.
"La noble tâche de l'infirmière-visiteuse", *La messagère de santé*, pp. 7-9.
- 1928 :
"Sur l'emploi du vaccin B.C.G. dans la lutte contre la tuberculose en Afrique du Nord", *Maroc médical*, Hors série, 1er numéro spécial des journées médicales et vétérinaires, pp. 10-11.
"Über die Schutzimpfung der Neugeborenen gegen Tuberkulose durch den B.C.G. (Calmette-Guérin) (Erwiderung und den vorstehenden." Artikel von H. Chiari, E. Nobel und A. Solé), Zeitschrift für Tuberkulose, L(1), pp. 38-44.
"Technik der Kulturen des B.C.G. Beschaffenheit des Nährbodens. Herstellung und Aufbewahrung der zum Schutzverfahren dienenden Emulsionen Kontrollen hinsichtlich Unschädlichkeit bzm. Avirulenz des Schutzoffes", Zeitschrift für Tuberkulose, L(2), pp. 124-131.
"La prémunition ou vaccination préventive des nouveau-nés contre la tuberculose par le B.C.G. Statistiques et résultats du 1er juillet 1924 au 1er décembre 1927", avec C. Guérin, A. Boquet et L. Nègre, *Annales de l'Institut Pasteur*, XLII, pp. 1-34 ; *Presse médicale*, 3, pp. 33-34.

"Schützimpfung der Neugeborenen gegen Tuberkulose mit dem B.C.G. Statistiken und Ergebnisse vom 1. Juli 1924 bis zum 1. Dezember 1927", Zeitschrift für Tuberkulose, L(2), pp. 120-124.
"The preventive vaccination of New-borninfants against tuberculosis, by means of B.C.G. Statistics July 1, 1924, Dec. 1, 1927", *Bulletin International Union against Tuberculosis*, V, pp. 2-57.
"Sur le stade lymphatique de l'infection tuberculeuse chez les bovidés", avec C. Guérin, *Annales de l'Institut Pasteur*, XLII, pp. 175-178 ; *Recueil de médecine vétérinaire*, CIV, 2, pp. 81-84.
"Nouvelles recherches expérimentales sur l'ultravirus tuberculeux", avec J. Valtis et M. Lacomme, *Comptes rendus de l'Académie des sciences*, CLXXXVI, pp. 1778-1781.
"La vaccination préventive contre la tuberculose par le B.C.G.", *Bulletin de l'Institut Pasteur*, XXVI, pp. 529-541.
"La vaccination préventive contre la tuberculose", *Revue de France*, n°13, pp. 23-34.
"Les éléments filtrables du virus tuberculeux", *Revue de la tuberculose*, IX, 5, pp. 653-670.
"Infection transplacentaire par l'ultravirus tuberculeux et hérédité tuberculeuse", avec J. Valtis et A. Lacomme, *Annales de l'Institut Pasteur*, XLII, pp. 1149-1166.
"La vaccination préventive de la tuberculose des nouveau-nés contre la tuberculose par le B.C.G. Statistiques et résultats du 1er juillet 1924 au 1er décembre 1927", *Bulletin de l'Académie nationale de médecine*, XCIX, pp. 54-60.
"A propos de la communication de M. Lignières sur la prémunition dans les milieux non infectés de tuberculose", *Bulletin de l'Académie nationale de médecine*, XCIX, pp. 493-497.
"Réponse à M. Lignières", *Bulletin de l'Académie nationale de médecine*, C, pp. 1038-1048
"A propos de la vaccination préventive de la tuberculose par le B.C.G. Expérience de la Compagnie des Mines de Béthune", avec Ph. Bréhon, *Bulletin de l'Académie nationale de médecine*, C, pp. 1019-1021.

"La vaccination préventive de la tuberculose par le B.C.G. (Bacille Calmette-Guérin)", *Annales de l'Institut Pasteur*, XLII, supplément, pp. 1-60.
"Zur Frage der Impfung der Neugeborenen gegen Tuberkulose mit B.C.G.", *Wiener Klinische Wochenschrift*, XLI, 1, pp. 14-15.
"Pratique et résultats actuellement connus de la vaccination préventive de la tuberculose des enfants du premier âge par le B.C.G. en France du 1er juillet 1924 au 1er juillet 1928", *Presse médicale*, 89, pp. 1409-1410 ; *Bulletin de l'Académie nationale de médecine*, C, pp. 1096-1108.
"Die Schutzimpfung mit B.C.G. gegen Tuberkulose", *Wiener Klinische Wochenschrift*, XLI, 1, pp. 725-728.
"A propos de la vaccination au B.C.G.", *Revue de médecine suisse romande*, XLVIII, 2, pp. 81-83.
"Über Tuberkuloseschutzimpfungen", avec W. Schaeffer, *Ergebnisse der Hygiene, Bakteriologie, Immunitätsforschung und experimentellen Therapie*, IX, pp. 54-123.
L'infection bacillaire et la tuberculose chez l'homme et chez les animaux. Processus d'infection et de défense. Étude biologique et expérimentale. Vaccination préventive par A. Calmette. 3ème éd. Avec la collaboration de A. Boquet et L. Nègre. Paris : Masson, 1928. 883 p.
L'Institut Pasteur 1888-1923. In : Livre d'or de la commémoration nationale du centenaire de la naissance de Pasteur célébrée du 24 au 31 mai 1923. Paris : Impr. nationale, 1928, pp. 307-364.
- 1929 :
"Allergie tuberculinique et immunité antituberculeuse", *Annales de médecine*, XXV, 4, pp. 293-300.
"Résultats de la vaccination préventive de la tuberculose par le B.C.G. pratiquée dans les dispensaires de l'Office public d'hygiène sociale de la Seine en 1925, 1926 et 1927", *Bulletin de l'Académie nationale de médecine*, CI, p. 609-613 ; *Revue de phtisiologie*, X, pp. 311-318.
"Effets de la vaccination préventive de la tuberculose par le B.C.G. sur la décroissance de la mortalité générale infantile", *Revue médico-sociale*, n°4, pp. 83-87.

"Protective inoculation against tuberculosis with B.C.G.", avec Harry Plotz, *American review of tuberculosis*, XIX, 6, pp. 567-572.
"Critique des expériences de Forssner, Jundell et Magnusson", avec C. Guérin, *Annales de l'Institut Pasteur*, XLIII, pp. 905-907.
"La vaccination antituberculeuse des bovidés par le B.C.G.", avec C. Guérin, *Revue générale de médecine vétérinaire*, XXXVIII, pp. 385-392.
"Schutzimpfungsversuche gegen Rindertuberkulose", avec C. Guérin, *Deutsche Medizinische Wochenschrift*, n°52, pp. 2173-2175.
"La vaccination préventive de la tuberculose par le B.C.G.", (Conférence de Bruxelles, 29 novembre 1929), *Bulletin de l'Académie royale de médecine de Belgique*, V, 9, pp. 739-754.
"Sur la présence de l'ultravirus tuberculeux dans le liquide amniotique d'un œuf extrait par hystérectomie d'une femme atteinte de tuberculose pulmonaire", en collaboration avec A. Couvelaire, J. Valtis, M. Lacomme et A. Saenz, *Bulletin de l'Académie nationale de médecine*, CII, pp. 93-98.
"Tuberkulinallergie und Tuberkuloseimmunität", *Zeitschrift für Tuberkulose*, LIII, 3, pp. 193-198.
Le nouveau laboratoire de recherches sur la tuberculose et de préparation du B.C.G. à l'Institut Pasteur. A. Maretheux, 31 p.
- 1930 :
"Sur la vaccination préventive de la tuberculose par le B.C.G. Son innocuité et ses effets sur la réduction de la mortalité générale infantile", *Annales de l'Institut Pasteur*, XLIV, pp. 1-11 ; *Bulletin de l'Académie nationale de médecine*, CIII, pp. 58-68 ; *Revue de phtisiologie médico-sociale*, XI, pp. 5-16.
"Le virus tuberculeux (granulémie prébacillaire et bacillose)", *Presse médicale*, 23, p. 386.
"Das Tuberkulosevirus (Präbazilläre Granulämie und Bazillose)", *Deutsche Medizinische Wochenschrift*, 18, pp. 733-734.
"Sur la vaccination préventive de la tuberculose par le B.C.G., son innocuité", *Revue médicale Française*, XI, 4, pp. 319-320.
"La vaccination préventive de la tuberculose par le B.C.G. Objections qui ont été faites à cette méthode", *La clinique*, avril, pp. 147-148.

"Au sujet des accidents de Lübeck chez des nourrissons vaccinés au B.C.G.", *Presse médicale*, 44, pp. 748-749.
"La vaccination préventive de la tuberculose par le B.C.G.", *Presse médicale*, 60, pp. 1009-1011.
"Vaccination préventive de la tuberculose ou prémunition par le B.C.G.", *Revue de phtisiologie*, XI, 4, pp. 328-360 ; *Revue de la tuberculose*, XI, 9, pp. 985-1015.
"Tuberkuloseschutzimpfung ("Premunition") mittels B.C.G. VII. Konferenz der Internationalen Vereinigung gegen die Tuberkulose, Oslo", *Zentralblatt für die Gesamte Tuberkulose-Forschung*, XXXIII, pp. 552-555.
"Tuberkuloseschutzimpfung mit B.C.G.", *Zeitschrift für Tuberkulose*, LVI, 5, LVIII, pp. 321-328.
"Tuberkuloseschutzimpfung ("Premunition") mittels B.C.G.", *Zeitschrift für Tuberkulose*, LVIII, 3, pp. 129-145.
"Die filtrierbaren Elemente des Tuberkulosevirus. Präbazilläre Granulämie und Bazillose", avec J. Valtis, *Zeitschrift für Tuberkulose*, LVIII, 6, pp. 402-407.
"L'ultravirus tuberculeux et l'infection bacillaire", *Bruxelles médical*, 46, pp. 1240-1246.
"Antwort zu dem Artikel : zur Frage der Unschädlichkeit der B.C.G. Vakzine", *Deutsche Medizinische Wochenschrift*, 44, pp. 1857-1858.
"La vaccination préventive de la tuberculose par le B.C.G. dans les pays étrangers. Ses effets sur la décroissance de la mortalité générale infantile", *Annales de l'Institut Pasteur*, XLV, pp. 525-546 ; *Bulletin de l'Académie nationale de médecine*, CIV, pp. 297-303.
"Les accidents de Lübeck et la vaccination antituberculeuse par le B.C.G. en Allemagne", *Le concours médical*, 52(44), pp. 3321-3322.
"La vaccination contra la tuberculosis con el B.C.G.", *Revista medica Barcelona*, Abril, pp. 3-11.
"Über die vorbeugende Tuberkuloseimpfungmittels BCG. Ihre Bedeutung für die Bekämpfung der Kindersterblichkeit", *Die Medizinische Welt*, 4(27), pp. 952-953.
"Opening report. VIIthe Conference of the International Union against tuberculosis, Oslo, August 13th, 14th, 15th 1930", *Bulletin de l'Union internationale contre la tuberculose*,VIII(4), pp. 298-303.

"L'Institut Pasteur, 1888-1923", *Revue d'hygiène et de médecine préventive*, LII, pp. 489-543.
"Criminal medicine from Koch to Calmette. A reply by Professor Calmette", *The anti-vivisection and humanitarian review*, IX, n° 5, p. 167.
- 1931 :
"Epilogue de la catastrophe de Lübeck", *Presse médicale*, 2, pp. 17-18.
"Peut-on craindre que le vaccin B.C.G. se transforme dans l'organisme en bacille tuberculeux virulent ?", *Bulletin de l'Académie nationale de médecine*, CV, pp. 301-314; *Revue de phtisiologie médico-sociale*, XII, 2, pp. 145-158.
"Preventive vaccination against tuberculosis with B.C.G.", *Proceedings of the Royal Society of Medicine*, XXIV (11), pp. 1481-1490.
"Preventive vaccination against tuberculosis with B.C.G. and the Lübeck casualties", *The journal of the American medical association*, 96 (1), pp. 58-59.
"Au sujet des observations de MM. P. Nobécourt et R. Liège sur les enfants vaccinés avec le B.C.G.", *Journal des praticiens*, 11 juillet, p. 449 ; *Revue de la tuberculose*, XII, pp. 931-937.
"Résultats de la vaccination préventive de la tuberculose par le B.C.G. chez les enfants en France au cours des 5 années 1925-1930", *Bulletin de l'Académie nationale de médecine*, CVI, pp. 37-39; *Revue de phtisiologie médico-sociale*, XII, pp. 402-404.
"A propos du B.C.G., Réponse à M. Taillens (de Lausanne)", *Revue médicale suisse romande*, LI, pp. 684-690.
"Welche Bedeutung hat die Tuberkuloseschutzimpfung mit B.C.G. für den Kampf gegen die Tuberkulose?", *Deutsche Medizinische Wochenschrift*, 22, p. 932.
"Erwiderung auf dem Artikel von R. Kraus. Kritische Bemerkungen zu Bruno Langes Untersuchungen über die Ursache der Lübecker Sterfälle und über B.C.G.", *Zeitschrift für Tuberkulose*, LXI, 3-4, pp. 188-190.
"Die B.C.G.-Schutzimpfung and die allgemaine Säuglingssterblichkeit. Antwort an Prof. Berghaus in Karlsruhe", *Deutsche Medizinische Wochenschrift*, 3, pp. 93-95.
"Antwort an Prof.-Dr Wilhelm Berghaus", *Zeitschrift für Tuberkulose*, LIX, 4, pp. 249-252.

"Epilog zur Lübeck-Katastrophe", *Die Medizinische Welt*, 1, pp. 113-114.
"Sur le B.C.G. et sur la possibilité de le voir reprendre sa virulence", *Bulletin de l'Académie nationale de médecine*, CV, pp. 138-139.
Notions biologiques sur lesquelles est fondée la vaccination préventive de la tuberculose par le BCG. In : Documents pour servir à l'étude de la vaccination préventive de la tuberculose par le B.C.G. en France : deuxième enquête. Paris: Masson, 1931, pp. 7-25.
"Preventive vaccination against tuberculosis with BCG", *The French medical review*, 1, 3, pp. 127-132.
"Rapports au sujet des instructions sanitaires de M. le gouverneur général Carde et du programme du développement sanitaire des colonies", *Bulletin de l'Académie nationale de médecine*, CV, pp. 1025-1031.
- 1932 :
"Le procès de Lübeck et le B.C.G.", *L'écho médical du Nord*, 13 février, p. 73.
"La prémunition des bovidés contre la tuberculose par le B.C.G. (note de MM. Calmette et Guérin en réponse à la communication de M. Moussu du 9 décembre 1931)", *Recueil de médecine vétérinaire*, CVIII, pp. 151-156.
"Robert Koch. Le cinquantième anniversaire de la découverte du bacille tuberculeux", *Bulletin de l'Académie nationale de médecine*, CVII, pp. 346-355; *Zeitschrift für Tuberkulose*, LXIV, 4, pp. 243-245; *Presse médicale*, n°20, pp. 387-389.
"Robert Koch. Der 50jährige Geburtstag der Entdeckung des Tuberkelbazillus", *Zeitschrift für Tuberkulose*, LXIV, 4, pp. 243-245.
"Vaccination against tuberculosis with B.C.G. The present state of the question", *The British Journal of tuberculosis*, 26 (3), p. 115.
"Au sujet des relations entre l'allergie tuberculinique et l'immunité dans la tuberculose", *Annales de l'Institut Pasteur*, XLIX, pp. 279-283; *Presse Médicale*, LXXIII, pp. 1381-1382.
"Le virus tuberculeux et ses éléments filtrables", *Journal de médecine de Paris*, 44, p. 889.
"A propos du B.C.G.", *La protection des animaux*, 127, pp. 9-10.

"La vaccination préventive de la tuberculose par B.C.G. dans les familles de médecins (1924-1932)", *Annales de l'Institut Pasteur*, XLIX supplément, 13, pp. 3-23; *Pédiatrie*, 22 (12), pp. 281-284.
"Robert Kochs Bazillus and die unsichtbaren Elemente des Tuberkulose virus", *Zeitschrift für Tuberkulose*, LXIV, 1-2, pp. 38-42.
"Klinische Beweise für due Wirksamkeit der B.C.G. Schutzimpfung bei kleinen Kindern", *Zeitschrift für Tuberkulose*, LXV, 1, pp. 10-15.
"Das "Koch-Phänomen" und die Immunität gegen Tuberkulose", *Deutsche Medizinische Wochenschrift*, 13, pp. 499-501.
Vaccination préventive de la tuberculose de l'homme et des animaux par le B.C.G. Rapports et documents provenant des divers pays (la France exceptée) transmis à l'Institut Pasteur en 1932 par A. Calmette. Paris : Masson, 1932. 367 p.
Les nouveaux laboratoires de recherches sur la tuberculose et de préparation du B.C.G. à l'Institut Pasteur. Paris : A. Maretheux, 1932, 31 p.
"Quelques notes sur ma vie et sur ma carrière pour mes fils et pour mes petits-enfants". Manuscrit inédit, juillet 1932. 32 p.
- 1933 :
"Effets du venin de cobra sur les greffes cancéreuses et sur le cancer spontané (adéno-carcinome) de la souris", avec A. Saenz et L. Costil, *Comptes rendus de l'Académie des sciences*, CXCVII, pp. 205-209.
"Contribution à l'étude du venin des serpents, immunisation des animaux et traitement de l'envenimation", *Paris médical*, 89, pp. 534-538.
"L'infection tuberculeuse spontanée du cobaye et du lapin", *Annales de l'Institut Pasteur*, L, pp. 148-160.
"Epilogue du drame de Lübeck à la Société allemande de microbiologie", *Presse médicale*, 13, pp. 261-262.
"Sur la vaccination préventive de la tuberculose par le B.C.G. administré par voie buccale chez les adolescents et les adultes non allergiques", *Presse médicale*, 20, pp. 393-394; *Bulletin de l'Académie nationale de médecine*, CIX, pp. 274-279; *Pédiatrie*, 22 (5), pp. 101-103.

"Etude expérimentale d'un bacille tuberculeux d'origine humaine cultivé pendant vingt-deux années consécutives en milieu bilié", avec C. Guérin et L. Nègre, *Annales de l'Institut Pasteur*, L, pp. 599-603.
"Die spontane tuberkulöse Infektion des Meerschweinchens und des Kaninchens", *Zeitschrift für Tuberkulose*, LXVII, 1-2, pp. 30-35.
"La tuberculose est-elle réellement contagieuse ?", *Presse médicale*, 77, pp. 1481-1484.
"Vaccination préventive de la tuberculose par le B.C.G. chez les bovidés", *Bulletin mensuel de la Société vétérinaire pratique de France*, juillet-août-septembre, pp. 190-202.
"Sur l'immunité para-spécifique conférée par le B.C.G.", avec A. Saenz, *Annales de l'Institut Pasteur*, L, pp. 433-445.
"Sur la vaccination B.C.G. par voie buccale chez les adolescents et les adultes non allergiques. Intérêt que présente cette méthode pour la prémunition du personnel sanitaire des établissements hospitaliers et des étudiants en médecine", *Annales de l'Institut Pasteur*, L, pp. 289-298.
"Démonstration expérimentale du passage des bacilles-vaccins B.C.G. à travers la muqueuse de l'intestin chez l'enfant et chez le singe", avec B. Weill-Hallé, A. Saenz et L. Costil, *Bulletin de l'Académie nationale de médecine*, CX, pp. 203-206.
Compte rendu analytique des travaux des laboratoires de recherches sur la tuberculose effectués en 1931-1932 sous la direction d'A. Calmette. Paris : Masson, 1933. 72 p.
La sensibilité tuberculinique (ou allergie). Ses rapports avec l'infection tuberculeuse et avec l'état d'immunité conférée par le vaccin B.C.G. In : Hommage à la mémoire du professeur Jean Cantacuzène. Paris : Masson, 1933, pp. 103-110.
"Le premier dispensaire de prophylaxie antituberculeuse. Dispensaire " Emile-Roux " de Lille créé en 1901", *Revue de phtisiologie thérapeutique et sociale*, XIV, pp. 362-368 ; *Revue médicale française*, 4, pp. 335-337.
Manuel technique de microbiologie et sérologie par le professeur A. Calmette, A. Boquet et L. Nègre. 3ème éd. Paris : Masson et Cie, 1933. 759 p.
- 1936 :
L'infection bacillaire et la tuberculose chez l'homme et chez les animaux. Étude biologique et expérimentale. Vaccination

préventive par A. Calmette. 4e éd. ent. rev. et complétée par A. Boquet et L. Nègre. Paris : Masson, 1936. 1024 p.
- 1948 :
Manuel technique de microbiologie et de sérologie par A. Calmette, A. Boquet, L. Nègre. 4ème éd. par A. Boquet, L. Nègre et J. Bretey. Paris : Masson, 1948. 728 p.
- Sans date :
"Projet de création d'un centre de recherches biologiques et d'une station d'élevage de singe anthropoïdes dans une île de la Guinée française". Note imprimée à diffusion général, s. d.

- Rapports de l'Institut Pasteur de Lille :
Compte-rendu des travaux de l'Institut Pasteur de Lille du 1er juillet 1896 au 1er juillet 1897. 1897. 15 p.
Compte-rendu des travaux de l'Institut Pasteur de Lille du 1er juillet 1897 au 1er juillet 1898. 1898.
Compte-rendu des travaux de l'Institut Pasteur de Lille du 1er juillet 1898 au 1er juillet 1899. 1899.
L'Institut Pasteur de Lille, inauguré le 9 avril 1899. Lille : Impr. Delemar et Dubar, 1899, 26 p.
Compte-rendu des travaux de l'Institut Pasteur de Lille du 1er juillet 1899 au 1er juillet 1900. Rapport pour M. le Préfet du Nord. Lille : Impr. Delemar et Dubar, 1900. 23 p.
Compte-rendu des travaux de l'Institut Pasteur de Lille en 1900 (1901 à 1906). Lille : L. Danel, 1901-1907.
L'Institut Pasteur de Lille. Lille : Impr. Danel, [1909?]. 27 p.
Rapport sur le fonctionnement de l'Institut Pasteur de Lille pour l'année 1912. Lille : Impr. centrale, 1913. 20 p.
Rapport sur le fonctionnement de l'Institut Pasteur de Lille pour l'année 1913. Lille : Impr. centrale, 1914. 20 p.

- Préfaces:
Le rhum et sa fabrication / par M. E. A. Pairault ; préf. M. le Dr A. Calmette. Paris : C. Naud, 1903. 292 p.
L'ouvrier, son hygiène, son atelier, son habitation / par le Dr René Martial ; préf. de M. le Dr A. Calmette. Paris : O. Doin, 1909. 420 p.
Manuel d'hygiène pratique. Conseils à suivre en attendant l'arrivée du médecin, en cas de maladies ou accidents à l'usage des surveillants des colonies de vacances et oeuvres de plein air

et des instituteurs des communes rurales / par le Dr Pierre Paquet ; préf. de M. le Dr A. Calmette. Paris : Maloine, 1910. 72 p.
Les applications pratiques de l'anaphylaxie / par les Drs Jean Minet,. J. Leclercq ; préf. de M. le Dr A. Calmette. Paris : J.-B. Baillière et fils, 1913. 95 p.
Le dispensaire antituberculeux / par M. Violette ; préf. de M. le Dr A. Calmette. Saint-Brieux : Impr. moderne, 1919, pp. I-II.
L'existence au Cameroun. Etudes sociales. Etudes d'hygiène et de prophylaxie / par le Dr Gustave Martin ; préf. de M. le Dr A. Calmette. Laval : L. Barnéoud, 1921. 535 p.
Applications de la biologie à l'art de l'ingénieur : hygiène des villes, des armées et des chantiers de travaux, travail dans l'air comprimé, raréfié, trop chaud ou trop humide (milieux irrespirables) / par M. le Dr Éd. Imbeaux ; préf. de M. le Dr A. Calmette. Paris : Dunod, 1922. 151 p.
Contre un fléau. Comment on se préserve des maladies sexuelles / par le Dr A. Gauducheau ; préf. de M. le Dr A. Calmette. Paris : Stock, 1923. 179 p.
La protection sociale de la santé / par Grégoire Ichok ; préf. du Pr A. Calmette. Paris : Libr. M. Rivière, 1925. 420 p.
Antigénothérapie de la tuberculose, par les extraits méthyliques de bacilles de Koch / par L. Nègre et A. Boquet ; préf. du Pr A. Calmette. Laval : Impr. Barnéoud, 1927. 159 p.
La vaccination contre la tuberculose par le B.C.G. Expérimentation et pratique / par Roland Chaussinand ; préf. du Pr A. Calmette. Strasbourg : Impr. alsacienne, 1931 ; 195 p.
Les grands syndromes en pathologie exotique / par M. Blanchard et F. Toullec ; préf. du Pr Calmette. Evreux : Ch. Hérissey, 1931. 473 p.
Le virus tuberculeux / par Dr Jean Valtis ; préf. du Pr A. Calmette. Paris : Masson, 1932. 243 p.
La tuberculose pulmonaire et les maladies respiratoires de l'enfant et de l'adolescent / par P.-F. Armand-Delille et Ch. Lestocquoy avec la collab. de René Huguenin ; introduction du Pr A. Calmette. Paris : A. Legrand, 1933. 499 p.
La crise du lait, ses dangers, ses remèdes, le lait condensé / Dr P. Lassablière ; préf. du Pr A. Calmette. Paris : B. Grasset, (s.d.). 96 p.

Soit 1 thèse, 15 préfaces, 13 rapports, 3 livres internationaux, 43 livres publiés en français, 60 articles publiés à l'étranger (prédominance de la langue allemande), 291 articles publiés dans des revues françaises.

Bref rappel biographique

Calmette est un médecin et biologiste français né à Nice, le 12 juillet 1863.

1873-1881 : Etudes primaires et secondaires au lycée de Clermont-Ferrand, au lycée de Brest où il est victime d'une grave typhoïde, à l'école Saint-Charles de Saint-Brieuc, enfin au lycée Saint-Louis à Paris.

1881-1883 : Elève de l'Ecole de médecine navale de Brest où il suit l'enseignement d'A. Corre.

1883-1887 : Il entre dans le service de santé de la marine. Il participe à la campagne de Chine dans l'escadre de l'amiral Courbet (1883-1885), puis à la campagne du Gabon-Congo (1886-1887).

Pendant son séjour en Afrique, il trace un plan d'action sanitaire, fondé sur la collaboration des médecins et des laboratoires scientifiques.

1886 : Docteur en médecine.

1888 : Il épouse Emilie de la Salle avec laquelle il aura deux enfants, André et Georges.

1888-1890 : Séjour de deux ans à Saint-Pierre-et-Miquelon où il conduit des recherches expérimentales sur le rouge de morue.

1890 : Il obtient l'autorisation de se rendre à Paris pour y suivre le cours de microbiologie de l'Institut Pasteur.

1891-1894 : À la demande du sous-secrétaire d'Etat aux Colonies, Pasteur le désigne pour fonder et diriger un centre vaccinogène et un laboratoire de recherches à Saigon, filiale de l'Institut Pasteur.

Il y organise la production du vaccin jennérien et du vaccin pasteurien contre la rage. Il mène des recherches sur le choléra, la dysenterie, les venins de serpents, la fermentation de l'opium et la fermentation alcoolique du riz.

1894-1895 : Il est placé hors cadre du Corps de santé des colonies et mis à la disposition de l'Institut Pasteur.
Il y reprend les études entreprises en Indochine sur la physiologie des venins, la vaccination et la sérothérapie antivenimeuse, et réussit à préparer le premier sérum antivenimeux polyvalent.
Il participe à la préparation de sérums contre la peste avec Borrel et Yersin.
1895-1918 : A la suite de la visite d'une délégation du Conseil d'hygiène et de la municipalité de Lille, Pasteur et Roux confient à Calmette la mission d'organiser, à Lille, un institut de sérothérapie et de recherches microbiologiques.
Il étudie les conditions matérielles et financières de ce projet, et l'Institut Pasteur de Lille, dont il devient directeur, est inauguré en 1899.
Il y entreprend des travaux sur l'ankylostomiase, l'épuration biologique des eaux usées (création à La Madeleine, près de Lille, de la première station française d'épuration), ainsi que divers travaux de bactériologie.
Avec Guérin, il mène des recherches sur le bacille tuberculeux (mécanisme de l'infection bacillaire, immunité antituberculeuse) et parvient à créer artificiellement une race de bacilles privés de virulence, dont il vaccine avec succès de jeunes bovins et des singes de diverses espèces.
1896 : Il est chargé du cours de bactériologie et de thérapeutique expérimentale à la Faculté de médecine de Lille.
Il est nommé professeur honoraire en 1914.
1899 : Il dirige une mission chargée de combattre l'épidémie de peste bubonique éclatée à Porto. Salimbeni l'accompagne.
1899 : Il entre au comité de rédaction des *Annales* de l'Institut Pasteur où il retrouve Duclaux, Chamberland, Grancher, Metchnikoff, Nocard, Roux, Straus, Vaillard (1901-1903).
Il ouvre, à Lille, le premier dispensaire antituberculeux (Dispensaire Emile Roux).
Il contribue à fonder la Ligue du Nord contre la tuberculose, ainsi qu'une filiale de l'œuvre Grancher.
1901-1926 : Délégué du gouvernement français aux conférences sanitaires internationales et aux congrès internationaux pour l'étude de la tuberculose.

1910 : Chargé de mission par le ministère de l'Intérieur et le Conseil supérieur d'hygiène publique de France pour l'étude d'une épidémie de choléra à Marseille.
1910-1914 : Chargé par l'Institut Pasteur de Paris d'organiser et de diriger à ses débuts, avec Sergent, l'Institut Pasteur d'Algérie.
1911 : Il devient membre du comité médical des sanatoriums populaires de Paris, dirigés par Guinard.
1912 : Il entre comme membre associé à la Société de biologie.
16 mars 1914 : Assassinat de Gaston Calmette, frère d'Albert Calmette, par Mme Caillaux.
1914-1915 : Collaborateur scientifique de Comandon pour les films *Les serpents venimeux* et *Comment on guérit les morsures de serpent*.
1914-1918 : Il est nommé adjoint du directeur du service de santé de la 1ère région à Lille, chargé de l'organisation des hôpitaux militaires auxiliaires.
Pendant les quatre années d'occupation de la ville par l'armée allemande, il continue, avec ses collaborateurs de l'Institut Pasteur de Lille, la fabrication des sérums et vaccins nécessaires à la population.
Sa femme est détenue plusieurs mois en otage, avec plusieurs autres femmes lilloises, en 1918.
1917 : Nommé, avec Martin, sous-directeur de l'Institut Pasteur de Paris et chargé de la direction du cours de bactériologie (il ne prend ses fonctions qu'en 1919).
1919-1933 : Il reconstitue, à l'Institut Pasteur de Paris, une équipe de travail sur le bacille tuberculeux et le BCG (bacille Calmette-Guérin).
Après qu'en 1921, Weill-Hallé ait vacciné avec succès des enfants nés de parents tuberculeux, à l'hôpital de la Charité, la vaccination par BCG acquiert droit de cité.
1919 : Elu à l'Académie de médecine.
Il reçoit la direction des *Annales* de l'Institut Pasteur et la responsabilité des Instituts Pasteur d'Outre-mer.
1920 : Parution de son traité *L'infection bacillaire et la tuberculose*.
Il participe à la fondation de l'Institut Pasteur hellénique à Athènes.
Il est nommé vice-président du Comité national de défense contre la tuberculose (CNDT).

1920-1924 : Elu président de la Société de pathologie exotique (SPE).
1927 : Il entre à l'Académie des sciences.
1929 : Il participe à l'élaboration des plans d'un vaste bâtiment destiné à accueillir tous les laboratoires de recherches sur la tuberculose de l'Institut Pasteur.
Il en prend possession en 1931.
1930-1932 : Décès de 71 enfants de la ville de Lübeck, à la suite de l'inoculation d'un vaccin préparé en Allemagne avec une souche de BCG délivrée par l'Institut Pasteur.
Le procès qui a lieu en Allemagne innocente le vaccin BCG, mais Calmette sort profondément marqué par ce drame.
29 octobre 1933 : Décès à Paris (Services des Archives de l'Institut Pasteur de Paris).

Remerciements

Je tiens à remercier tous mes proches pour leur affection et leur soutien. Je tiens aussi à marquer ma gratitude pour tous ceux qui soutiennent mes recherches et mes travaux.
Je tiens enfin à remercier le Dr Xavier Riaud, mon ami, qui donne vie à mes travaux. C'est avec mon accord qu'il réalise les mises en pages dont vous pouvez profiter à travers ces quelques pages.

Table des matières

Santé et Médecine

aux éditions L'Harmattan

Dernières parutions

LES MÉTIERS DE LA SANTÉ FACE AUX INDUSTRIES PHARMACEUTIQUE, AGROALIMENTAIRE ET CHIMIQUE
Quelles formations critiques ?
Sous la direction de Paul Scheffer
Cet ouvrage souhaite aborder la santé humaine à travers une approche croisée des secteurs du médicament, de l'alimentation, et de la chimie, trois branches où l'on retrouve de puissantes industries organisées. Ces dernières ont des intérêts divergents des finalités de la santé publique et pèsent de leur poids sur les processus de décision. Ce livre met en évidence certaines initiatives existantes permettant de contrecarrer ces influences affectant la santé de la population, et articule les savoirs et les pratiques professionnels avec les formations initiale et continue.
(Coll. Éthique et pratique médicales, 33.00 euros, 318 p.)
ISBN : 978-2-343-05932-7, ISBN EBOOK : 978-2-336-37984-5

LES INFRASTRUCTURES DU TROUBLE MENTAL
Renouvellement des modes de pensée en psychiatrie
Marchais Pierre
La psychiatrie reste sujette à des oppositions internes et à des énigmes qui imposent un regard nouveau sur cette discipline. À cet effet, l'auteur adopte une perspective dynamique et interdisciplinaire qu'il situe face aux divers courants historiques en psychiatrie. Il précise les interrelations variables de la pensée et du langage, leurs liens en boucles, qui retentissent sur la structuration et la connaissance du trouble.
(24.00 euros, 244 p.)
ISBN : 978-2-343-05632-6, ISBN EBOOK : 978-2-336-37602-8

MALADIE D'ALZHEIMER, ENTRE NEUROLOGIE ET PSYCHOLOGIE
Vers un autre modèle ?
Viard Philippe
Célébrée hier comme cause nationale, cette maladie qui touche 900 000 personnes est intégrée aujourd'hui dans une politique de santé publique interministérielle aux côtés d'autres affections neuroévolutives connues et moins connues du grand public. La maladie d'Alzheimer « transgresse » les processus pathologiques, les cadres, que l'on a bien voulu, jusqu'ici, lui assigner. La guérison demeure

lointaine et incertaine. Peut-on « enfermer » la maladie dans le seul champ de la neurologie, de la génétique, d'une neuropsychologie repensée, de la psychologie ?
(Coll. Psychologiques, 14.50 euros, 138 p.)
ISBN : 978-2-343-05694-4, ISBN EBOOK : 978-2-336-38096-4

LA PRATIQUE, LE DISCOURS ET LA RÈGLE
Hippocrate et l'institution de la médecine
Lombard Jean
La médecine antique nous semble balbutiante et périmée. Elle peut se lire comme un début, une avancée glorieuse mais réversible à laquelle la médecine moderne aurait d'une certaine façon mis un terme. Pourtant, plus qu'un moment daté elle est un commencement, où la médecine de l'Occident est instituée. Hippocrate représente un accès à la genèse archivée mais vivante du geste médical.
(Coll. Hippocrate et Platon, études de philosophie de la médecine, 16.50 euros, 164 p.) ISBN : 978-2-343-06371-3, ISBN EBOOK : 978-2-336-38145-9

GÉNÉTICIEN, POURQUOI PAS ?
Sicard Michel
Quel biologiste sérieux pourrait de nos jours remettre en cause les acquis de la biologie moléculaire et de l'ADN ? Peut-on imaginer qu'il n'en fut pas toujours ainsi et qu'il a fallu à une poignée de chercheurs et d'universitaires livrer un combat pour réussir à imposer ces concepts, dans les années 1960-1970 ? C'est le récit de cette lutte victorieuse que nous livre Michel Sicard qui a participé à cette extraordinaire aventure et a dirigé pendant plus de 30 ans l'enseignement et la recherche génétique à Toulouse.
(16.50 euros, 142 p., Illustré en couleur)
ISBN : 978-2-343-06134-4, ISBN EBOOK : 978-2-336-37551-9

CHIRURGIE
Chronique d'une mort programmée – Serons-nous soignés demain ?
Kron Bernard
Grâce à sa pratique de plus de 25 000 interventions chirurgicales et à travers de nombreuses publications, Bernard Kron apporte de précieux éléments de réponse sur les problèmes médicaux de notre temps. Analysant les menaces pesant sur la chirurgie exercée en libéral ou sur l'hôpital public, ou encore le développement des nanotechnologies, la chirurgie de la cellule, cet ouvrage offre un panorama des défis pour notre troisième millénaire.
(28.00 euros, 278 p.)
ISBN : 978-2-343-06012-5, ISBN EBOOK : 978-2-336-37357-7

ALCOOL, MOI ET LE BONNET ROUGE
Récit
Basler Michel
Michel est un ancien. Un ancien alcoolique, un ancien drogué, un ancien adepte des cocktails détonants, un ancien zonard. Il s'en est sorti, grâce à quelques mains tendues et grâce à sa force de caractère. Il n'est ni un exemple ni un modèle à suivre. Il a gagné plusieurs guerres, perdu certaines. Il a vécu, survécu, et puis il a eu besoin de raconter, de se mettre à nu, de mettre des mots sur les fissures. Pas

pour se disculper, pas pour demander l'absolution. Juste parce que son histoire, même si elle est un peu brouillon, mérite d'être racontée.
(Coll. Récits de vie, 20.00 euros, 206 p.)
ISBN : 978-2-343-04097-4, ISBN EBOOK : 978-2-336-37407-9

OUI, VOS REINS SONT BIEN MALADES !
Livret 1 : Le comprendre et l'éviter
Raoult Michel - Association Ligue Rein et Santé - Rein échos
Parce que l'insuffisance rénale est une maladie fréquente, et considérant que près de trois millions de Français en seraient touchés, les auteurs de ce livre, «malades lambdas», souhaitent transmettre leurs connaissances acquises. Ce premier livret tente d'expliquer ce qui conduit à altérer notre santé rénale, et de mieux faire comprendre le fonctionnement stratégique de nos reins, organes fondamentaux de notre métabolisme.
(15.50 euros, 154 p.)
ISBN : 978-2-343-05277-9, ISBN EBOOK : 978-2-336-37385-0

OUI, VOS REINS SONT BIEN MALADES !
Livret 2 : Prévention et dépistage
Raoult Michel - Association Ligue Rein et Santé - Rein échos
Parce que l'insuffisance rénale est une maladie fréquente, et considérant que près de trois millions de Français en seraient touchés, les auteurs de ce livre, «malades lambdas», souhaitent transmettre leurs connaissances acquises. Ce second livret aidera à la compréhension de ce problème majeur de santé qu'est l'insuffisance rénale chronique qui, si elle était associée à un dépistage précoce des populations à risque, entraînerait des économies de santé considérables pour l'assurance maladie.
(16.50 euros, 162 p.)
ISBN : 978-2-343-05278-6, ISBN EBOOK : 978-2-336-37384-3

OUI, VOS REINS SONT BIEN MALADES !
Livret 3 : Les prendre en charge et les soigner
Raoult Michel - Association Ligue Rein Santé - Rein échos
Parce que l'insuffisance rénale est une maladie fréquente, et considérant que près de trois millions de Français en seraient touchés, les auteurs de ce livre, «malades lambdas», souhaitent transmettre leurs connaissances acquises. Ce troisième livret vous permettra d'entrer dans la phase terminale de l'insuffisance rénale chronique et de mieux comprendre ce qu'elle impose comme contraintes aux patients concernés, donc ce qu'ils doivent gérer au quotidien (dialyses ou transplantés).
(20.00 euros, 200 p.)
ISBN : 978-2-343-05460-5, ISBN EBOOK : 978-2-336-37383-6

SANTÉ GLOBALE
Les défis à surmonter par la communauté sanitaire internationale dans le post-OMD
Berete Foungbè
Les questions de santé globales doivent être au cœur des priorités internationales. Lors de la fixation des Objectifs du Millénaire pour le Développement (OMD), trois des principaux objectifs ont été focalisés sur la santé : 1) la santé maternelle ;

2) la réduction de la mortalité infantile ; 3) la lutte contre les grandes maladies. Dans une situation de rareté des ressources humaines et financières, ces questions constituent des défis pour les États qui s'y trouvent confrontés.
(Coll. Harmattan Guinée, 19.00 euros, 180 p.)
ISBN : 978-2-343-06108-5, ISBN EBOOK : 978-2-336-37543-4

LA DÉMARCHE QUALITÉ DANS LES SOINS DE SANTÉ
Un défi en Afrique
Sous la direction de B.A. Nkoum et A.Socpa - préface de Joseph Ndi-Okalla
La qualité des services de soins de santé est l'un des plus grands défis de ce siècle, marqué par l'atteinte des Objectifs du Millénaire pour le Développement (OMD), recommandés par la communauté internationale. Pour y parvenir, les efforts des gouvernements africains sont, depuis quelque temps, orientés vers l'amélioration de l'offre des services de soins de santé d'une part, et la stimulation de la demande des soins de santé, d'autre part.
(Coll. Harmattan Cameroun, 24.00 euros, 230 p.)
ISBN : 978-2-343-05138-3, ISBN EBOOK : 978-2-336-37479-6

LES MÉDECINS-LÉGISLATEURS ET LE MOUVEMENT HYGIÉNISTE SOUS LA TROISIÈME RÉPUBLIQUE (1870-1914)
Cavé Isabelle
En France, au cours de la première moitié de la IIIe République, les médecins se sont trouvés une vocation à conduire des carrières politiques à la Chambre des députés et au Sénat. Ils représentent, sur cette période, la 5e catégorie sociale des législateurs au Palais Bourbon. À quoi tend cet engagement médical, dans cette période précise de l'Histoire ? Seront-ils porteurs de l'»hygiénisation» de la société à la fin du XIXe siècle alors que la France est un pays retardataire en la matière ?
(Coll. Médecine à travers les siècles, 31.00 euros, 306 p.)
ISBN : 978-2-343-05138-3, ISBN EBOOK : 978-2-336-37479-6

FORMATION DES DIÉTÉTICIENS ET ESPRIT CRITIQUE
Comment favoriser l'indépendance professionnelle et une pratique réflexive du métier ?
Scheffer Paul
À partir d'une étude de terrain au sein d'un cursus de BTS diététique, l'auteur démontre l'influence que l'agroalimentaire exerce sur la profession de diététicien et le manque de préparation des étudiants pour faire face à ces stratégies commerciales. Il analyse les conditions et moyens qui s'opposent à la transmission d'un esprit critique et celles qui devraient être renforcées pour garantir une indépendance et la réflexivité du métier.
(Coll. Questions contemporaines, 14.00 euros, 134 p.)
ISBN : 978-2-343-05697-5, ISBN EBOOK : 978-2-336-37089-7

L'HARMATTAN ITALIA
Via Degli Artisti 15; 10124 Torino
harmattan.italia@gmail.com

L'HARMATTAN HONGRIE
Könyvesbolt ; Kossuth L. u. 14-16
1053 Budapest

L'HARMATTAN KINSHASA
185, avenue Nyangwe
Commune de Lingwala
Kinshasa, R.D. Congo
(00243) 998697603 ou (00243) 999229662

L'HARMATTAN CONGO
67, av. E. P. Lumumba
Bât. – Congo Pharmacie (Bib. Nat.)
BP2874 Brazzaville
harmattan.congo@yahoo.fr

L'HARMATTAN GUINÉE
Almamya Rue KA 028, en face
du restaurant Le Cèdre
OKB agency BP 3470 Conakry
(00224) 657 20 85 08 / 664 28 91 96
harmattanguinee@yahoo.fr

L'HARMATTAN MALI
Rue 73, Porte 536, Niamakoro,
Cité Unicef, Bamako
Tél. 00 (223) 20205724 / +(223) 76378082
poudiougopaul@yahoo.fr
pp.harmattan@gmail.com

L'HARMATTAN CAMEROUN
BP 11486
Face à la SNI, immeuble Don Bosco
Yaoundé
(00237) 99 76 61 66
harmattancam@yahoo.fr

L'HARMATTAN CÔTE D'IVOIRE
Résidence Karl / cité des arts
Abidjan-Cocody 03 BP 1588 Abidjan 03
(00225) 05 77 87 31
etien_nda@yahoo.fr

L'HARMATTAN BURKINA
Penou Achille Some
Ouagadougou
(+226) 70 26 88 27

L'HARMATTAN SÉNÉGAL
10 VDN en face Mermoz, après le pont de Fann
BP 45034 Dakar Fann
33 825 98 58 / 33 860 9858
senharmattan@gmail.com / senlibraire@gmail.com
www.harmattansenegal.com

L'HARMATTAN BÉNIN
ISOR-BENIN
01 BP 359 COTONOU-RP
Quartier Gbèdjromèdé,
Rue Agbélenco, Lot 1247 I
Tél : 00 229 21 32 53 79
christian_dablaka123@yahoo.fr

Achevé d'imprimer par Corlet Numérique - 14110 Condé-sur-Noireau
N° d'Imprimeur : 125372 - Dépôt légal : janvier 2016 - *Imprimé en France*

www.ingramcontent.com/pod-product-compliance
Lightning Source LLC
LaVergne TN
LVHW051400061026
849535LV00009B/3278